U0396365

筑巢

献给新手妈妈的独家秘籍

马驰骋 著

华南理工大学出版社
SOUTH CHINA UNIVERSITY OF TECHNOLOGY PRESS

·广州·

图书在版编目（CIP）数据

筑巢：献给新手妈妈的独家秘籍 / 马驰骋著 .—广州：华南理工大学出版社，2022.1

ISBN 978-7-5623-6933-2

Ⅰ.①筑… Ⅱ.①马… Ⅲ.①妊娠期 – 妇幼保健 – 基本知识 ②婴幼儿 – 哺育 – 基本知识 Ⅳ.① R715.3 ② TS976.31

中国版本图书馆 CIP 数据核字（2021）第 255271 号

Nesting—An Exclusive Secret Book for New Moms

筑巢——献给新手妈妈的独家秘籍

马驰骋 著

出 版 人：卢家明

出版发行：华南理工大学出版社

（广州五山华南理工大学 17 号楼，邮编 510640）

http://hg.cb.scut.edu.cn E-mail: scutc13@scut.edu.cn

营销部电话：020-87113487 87111048（传真）

策划编辑：骆 婷

责任编辑：黄丽谊 骆 婷

责任校对：梁玉琪

印 刷 者：广州市东盛彩印有限公司

开 本：889mm×1194mm 1/32 印张：13 字数：304 千

版 次：2022 年 1 月第 1 版 2022 年 1 月第 1 次印刷

定 价：89.00 元

从备孕、怀孕、分娩到产后，女性就像是经历了一次生命的洗礼。对于所有女性，这都是一场蜕变。

《筑巢——献给新手妈妈的独家秘籍》是让你提前做好准备的帮手，是陪伴你度过孕期产后的闺蜜，是让你重新发现自我的挚友。

有越来越多的女性爱自己，有力量、有勇气、有信心迎接怀孕带来的一切变化。望这本书能够对你有所启发。

序 言

从小，她就是"别人家的孩子"，名列前茅、品学兼优。我一路看着她成长，看着她名校毕业，赴英国深造，看着她成为一名优秀的建筑设计师。后来，她遇到了自己的白马王子，有了可爱的宝宝，筑起了自己幸福而温暖的"巢"。正如索福克勒斯所言，"孩子是母亲的生命之锚"，一直走在时尚最前沿的她，做了母亲以后，变得更加沉静、从容，我的手机存下了不少她发来的照片、视频，美丽优雅的新妈妈，漂亮聪慧的小宝贝，让人感受到岁月静好。有一天，她对我说，小姨，我的新书快写完啦，就叫《筑巢——献给新手妈妈的独家秘籍》，如何？你给写个序呗！我好奇而又期待，驰骋，一个九零后新手妈妈，一个建筑设计师，她写的关于"筑巢"指导的书，该是怎样的有趣？

于是，在繁花似锦、阳光明媚的五月，一个宁静的午后，空气中氤氲着玫瑰的芬芳，我读着这本书稿，洋洋洒洒三十多万字。习惯于阅读学术专著的我，一口气读完这本书，顿觉耳目一新，意犹未尽。那行云流水般的文字，那活泼轻快的语气，仿佛在与一位可爱的闺蜜交谈，温柔亲切，娓娓道来，我从中感受到了一个才女的睿智、幽默、知识储备的丰富，以及观念上的新潮、国际化。爱默生曾说，家是父亲的王国、母亲的世界、儿童的乐园。家，是每一个人生命中最重要的港湾。

然而，像鸟儿筑巢一样建立起一个美满幸福的家，谈何容易，涉及大大小小方方面面的问题，年轻的准爸爸准妈妈们对此常常会有手足无措、力不从心之感。本书对于这些问题有着深入的思考和独到的见解，并满怀真诚地和盘托出，相信每一位认真生活的读者，都会从中得到启发和收获。

内容的全面与系统是本书的一大特色，全书分为八个专题，以迎接新生命的降临为脉络展开。关于宝贝出生之前的内容有四个专题："备孕怀孕，心理建设""产前产后，关键时期""区域房产，生活环境""住宅空间，财务管理"，从受孕时机的把握、孕期安全保健，到产前产后、分娩过程应关注的各种问题，一应俱全，小到衣服、饰品、鞋包的选择，大到房产的购置、住宅的装潢，书中都提供了专业、实用的帮助和指导。十月怀胎、一朝分娩，维斯冠说过，父母和子女，是彼此赠予的最佳礼物。成为母亲，是命运的馈赠，也是女性生命中的一个巨大变化。此后的内容有四个专题："出生之后，育儿生活""亲友支持，妈妈社群""亲子教育，未来规划""女性成长，自我提升"。女性在这些生命中的重要时刻面临着许多全新的课题，关于如何做个好妈妈，如何处理好"妈妈"和"妻子"两个角色的关系，如何在照顾好孩子的同时，保持婚姻、爱情和生活的质量，等等，需要更多的智慧才能应付自如。这些过程，都是驰骋一路走来亲身经历过的，书中综合了一个建筑设计师的严谨、务实和一个现代知识女性的感性、细腻，通过一个一个专题的讨论和阐述，提出指导和建议，极富建设性、针对性和可操作性。

更为难能可贵的是，不同于常规的孕期、育儿指导类书籍，这本书"是有些非常规的，比较离经叛道的"，一些观点可谓标新立异，比如："根据育儿书籍，作为家长应该建立一套完整的时间体系，按照固定的时间给宝宝喂奶，按照规定的时间进入睡眠状态，必须在九点之前睡觉才能保证最佳睡眠。照这么个要求来说，绝大部分宝宝是不合格的，合格的宝宝凤毛麟角。给家长们制造这样的焦虑有什么必要呢？"使人读了不禁莞尔。一些观点又可谓返璞归真，回归传统，比如："可惜你二十出头还在和男友甜蜜恋爱的时候，并没有人会这么直接地告诉你，生娃对于女人年龄的严苛不容许你在一个不靠谱的男人身上浪费时间，必须早点进入婚姻长远打算。"语重心长，又令人深思。它不是一本怀孕圣经、育儿百科，告诉你应该怎么做才是最完美的，而是讨论如何接纳自己，爱惜自己，并努力变得更好。这是一本可以一直放在枕边的书，孤独的时候，茫然的时候，你翻开它，就像找到一个善解人意的闺蜜，当你看到书中轻松诙谐的吐槽，你会觉得如释重负，原来自己不是一个人，原来不用做到完美，你也是最美最好的妈妈。"孩子，就是许多家庭的希望和未来，珍视他们，就是珍视我们自己。"当你看到那些温馨的话语、贴心的建议，你的心情不知不觉就会变得更加积极更加明朗，对自己说：为了宝贝，要加油呀！

内心充满阳光的人总是在温暖自己的同时又温暖他人，内心装满月光的人总是在温润自己生活的同时温润他人的生活。在驰骋的笔触里，我处处感受到这一点，从字里行间看到的是一颗玲珑剔透的心，和心灵深处映照的丰富而美好的世界。她常说，我是幸福的，因为我拥有爱。她把爱与美、把幸福的感觉、把开启幸福之门的金钥匙传递给读者，我认为，这是她不事雕琢的文字里最优美、最高贵的地方。

是为序。

张桃

文学博士、厦门大学副教授、硕士研究生导师你可能在想，为什么我要读一本建筑设计师写的孕产类图书呢？

以职业而论，我是一名建筑设计师。但孩子出生后，母亲这一角色可能将会比工作占据我生命更多的时间。在家休产假的过程中，在洗衣服、换尿布、喂奶的间隙，我把自己遇到的点点滴滴都记录下来，当我把一些片段发给亲友们后，她们忍俊不禁开怀大笑，表示感同身受。同为母亲，她们在我的记录中看到了自己的影子。

在怀孕生子这件事情上，无论你是什么身份、什么职业背景，很容易取得共鸣。无论是在心理状态还是生理状态上，我们都面临着相同的挑战。作为新一代的母亲，我们现在所面临的困境与我们的母亲们已经不同。虽然物质条件已经得到了极大的改善，我们理应享受更为舒适的孕期和产期，但心理上的影响却从来没有改变。怀孕生子是我们人生巨大的转折点，也会遇到许多从未准备好的情况。我们当中有些人是意外怀孕，也有的人是计划中怀孕，面对的是不一样的境遇。但是从知道自己怀孕的那一刻起，我们所要做的事儿其实是一样的，那就是保护自己的宝贝并使其茁壮成长。怀孕生子对婚姻、对整个家庭来说都是一场巨大的考验。

这本书是给那些没有经验、没有准备、偶尔或者经常怀疑自己做得不够好的孕妈们的，是给那些在偷吃着汉堡和薯条的，或是躺在沙发上百无聊赖盯着手机的，或是内心吐槽着自己孕期症状的你们。当你感到被母亲的责任压得喘不过气来，当你在哼唱哄睡孩子的间隙逃到洗手间休息片刻，当你感觉自我在孩子的无尽需求中逐渐消失……

无论你们处于孕期的哪一个阶段，都没有必要太担心，你所体会到的都是我们共同的感受。你肚子里的宝宝一定也在竭尽全力地生长发育，努力顺利地出生。

这不是一本科普教育书。写这本书的目的，不是告诉你怎么样做，才是最完美的。说实话，市面上有太多母婴科普教育书籍，告诉你天天需要注意什么，可以做什么，不能做什么，什么食物要补充，什么要减量，什么胎教最有利于宝宝发育，我相信你已经看到头大了。看到辞典一般厚的育儿书，还会令人时刻怀疑自己做得还不够多、不够好，因为没有完完全全按照书上的要求做到尽善尽美。我只希望把自己的经历和感受分享给你们，让你们看的时候感到：啊！原来我不是唯一一个不完美的孕妈，其实这些感受和做法都是很正常的！

孕妈们有许多的不同状态：能怀上的和怀不上的；孕期开始之后有身材严重变形的，有运动健美的；在产床上分娩，有些姐妹们声嘶力竭生得筋疲力尽，有些却轻轻松松毫不费力就能顺利生产。绝大部分情况来说，孕期开始以后，孕妇们会分裂成两种孕妇阵营：一种非常轻松，散发着母性光辉，皮肤超乎寻常地变得更加细腻精致，整个人都容光焕发；一种是随时要昏倒过去，状况百出，一个不小心就要扑在植物盆前狂吐，脸上爆出细细的斑纹，身材严重走形，面如土色地硬撑着。很明显我就是随时要昏倒过去的后一种孕妇，所以我才会有这么多深刻的体会！

我的家人、朋友们，时常觉得我对于孕期的吐槽非常机智有趣，是他们给了我把感受写出来与大家分享的信心。所以这本书是有些非常规的，比较离经叛道的。希望你知道，怀孕生子这段时期内的一些痛苦和纠结，我们女人都是一样的。如果能够一起以一种更为轻松开心的心态去看待它，找到一些笑对孕期生活的方法，我们可以让这十个月过得更舒服。

在孕晚期和产后，你还可能会面对产前抑郁症或产后抑郁症。抑郁离我们并没有我们想象的那么远，很多时候不知不觉我们就陷入了这样的心理困境。你需要多与爱人和家人进行交流，调整状态让自己身心愉悦。希望这本小书是陪伴你度过焦虑和忐忑的闺蜜，是告诉你怎么做的一个好朋友，让你知道一切都没有那么糟糕，一切都会好起来的。

面对家庭新成员，我们在房产和财务上都应该有所准备。我也希望用自己在地产设计领域工作多年的经验，给你提出合理的选房和理财建议，帮助你对整个家庭的未来做好经济规划，为宝宝创造更好的生活条件。

在这本小书中，还谈到了许多对于当下亲子教育的看法。我也希望通过对当今母亲们所面对的困境提出一些建议，一同探讨哪些是对孩子好的做法。归根结底，决定都是每个母亲自己做的。我只希望你知道，我们都是爱孩子的妈妈们，而我们永远都有帮助孩子做出选择的义务。

美国诗人及女性主义者艾德丽安·里奇写道，"所有男女共同拥有的一段非同寻常的经历，就是我们在某个女性身体中长达数月的成长期……我们大多数人从女人的角度首次了解爱与失望、刚与柔究竟是什么。这一经历在我们身上打下烙印，它将伴随着我们的一生，甚至持续到我们弥留之际。"

感谢我的先生，在我孕育生命的道路上无微不至地照顾和共同育儿的生活中尽心尽力地付出，在拼搏事业的同时，做模范丈夫和好父亲。正因为有你的相濡以沫，我才能在成为母亲的历程中不孤军奋战。感谢我的父母长辈们，在育儿的道路上为我指引方向，用日复一日的辛劳，支持我创作的理想与情怀，鼓励我实现自我价值。感谢我的家人朋友们，在我成为母亲而身份转换的这几年来对我的鼓励和陪伴。感恩有你们！

目 录

第一部分

备孕怀孕
心理建设

　　在《理想中的女性》中，林语堂曾经写道："女性的一切权利之中，最大的一项便是做母亲。""假使造物是残酷的，那么造物正是公平的，他所给予普通女人的，无异乎给予杰出的女人者，他给予了一种安慰。因为享受做母亲的愉快是聪明才智女人和普通女人一样的情绪。"在孩子这件事情上，所有女性都是平等的。你生来就被赋予这样的一种能力和使命。

　　每一个刚刚成为母亲的人，都会发现自己身体的变化。年轻时你可能对自我身体的各个部分还不是非常了解。经历了怀孕生子，你会发现原来你身体的每部分都可以如此变化，你对自己有了全新的认知，你发现原来自己身体是如此的有韧性。而你牺牲自己身体的成果，就是创造了一个新的生命。造物的公平在于，无论母亲自己的身体是什么样的，经济条件如何，受教育情况如何，在生娃这件事情上绝对公平。无论你是什么样，你的孩子都有可能是完全健康的，他们的生命都会有一个全新的开始。

　　在孕期，就会面临很多令你感到新奇的新情况。这些情况都是第一次在你生活中出现，要如何去从容应对？你的伴侣要如何给予你支持？你们的关系会不会受到影响？因为新的人生阶段我们要解决新的问题。孕产期的生理变化，带给我们对于自己身体的重新认识，对于我们自身价值观的从头塑造，对于我们生活本底的真正理解，对于我们生命价值的全新演绎。这样的经历对我们所有女性而言都是一个充满启发意义的转折，让你瞬间成长到一个新的高度。

新时代的孕妈们

　　新时代的孕妈妈会有一些什么样的特征呢？我们和十年前的妈妈们相比差别在哪？我们是否做得和她们一样出色？

　　在这样的一个信息时代，我们获取信息比以往任何一个时代都更加迅速和便捷。我们需要的育儿知识，例如如何去查阅科学育儿的文章，如何科学地照料婴儿，如何去更好地培养好习惯，我们应该在宝宝的每一个阶段做些什么去培养他的能力，等等，在网络上已经非常完备，我们已经不再依赖于育儿书。然而仅仅阅读一本书，无法恰好完全契合宝宝发育的时间，也无法和实践紧密相结合。现在，我们会更倾向于使用育儿APP，在每一天的育儿过程中利用零碎的时间去获取科学建议。许多APP会根据宝宝所处的生长时期，推送精确到每周或每天的发育状况，让我们了解到在此时此刻，应该怎样更好地去育儿。这些小文章随时都在帮助我们获得简单而便捷的育儿办法，我们逐渐不再那么听从自己父母亲的经验之谈。有的时候所谓的"妈妈经"对我们已经不再重要，我们更愿意去相信一些儿科医生或者育儿专家。

　　新一代的妈妈们还有什么样的特征？我们许多人都已经习惯了都市的生活方式，可能需要经历比父母辈更长的调养时间，而且可能会面临复杂的身体上的疾病。在我们当中，非常多的朋友由于身体原因容易过敏，或者引发其他方面的小疾病，或者由于长期以来的作息不规律与劳累，造成不适宜备孕的身体条件。对自己原有的生活方式，我们能够牺牲多少来完成备孕这个任务？相信对于我们来说，这可能是一个无解的问题。

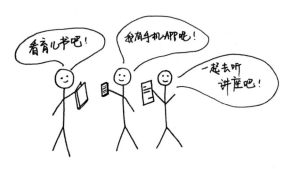

我们也希望自己能够轻轻松松自然受孕，但很多时候确实不容易。在这样的情况之下，现代医学能够提供一定的帮助。许多不曾想过的方式都可能让我们如愿，例如现在可以人工授精，给了许多人新的希望。

我们这一代的孕妈还有更多的高知群体。因为本科教育和硕士教育的普及，特别是硕士们，当我们真正考虑生育的时候，往往年龄已经接近30岁，虽然能够响应晚婚晚育的号召，但同时可能对一些平时不注重身体健康的准妈妈们带来了心理上的焦虑。在身体条件并没有逐渐变好的情况下，完成孕育宝宝的任务对身体是有一定压力的。

我们这个时代，有更多的人受到了电子科技的影响，有非常多的男性沉迷于网络游戏，没有尽力分担育儿任务。宝宝们每天看到我们沉迷于屏幕中，而屏幕对他们的诱惑力也很大，他们很容易也会养成同样的习惯。我们更需要以身作则，抵抗高科技的诱惑，给他们做一个好的榜样。

无论是什么生理条件，什么经济条件，什么学习方式，我们在怀孕生子这条路上都是满怀希望的新手。相信你自己，你会为孩子尽力创造好的条件，也会因他而成为更好的自己。

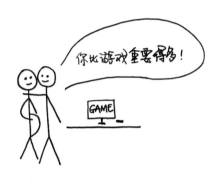

大城市里的备孕

怀孕对于大多数家庭来说很轻松，但是也有部分人群是备孕了很久才成功的，其中的原因极为复杂。根据夏洛特·贝赫的《生命可以自然孕成》，生育力下降是现代社会的现实状况。过去50年，人类的生育力显著下降了，男性和女性都有生育力衰退的情形。全球难以成孕的夫妻大约有7000万对，其中有10%的不孕个案原因不明，没有医学解释。

为什么现代人会比过去更难怀孕呢？除了抽烟、酗酒以外，还有一些因素会影响人类的生育力。其中包括：

1.压力。情绪问题会导致人体激素的平衡失调。

2.内分泌干扰素。我们所接触的食物、药品、塑料、橡胶等含有的化学物质，对我们的激素水平也会有所影响。

3.电磁辐射。现代人与电磁辐射朝夕相处，对生育力有副作用。

4.高龄孕产。随着生育年龄的不断推迟，生育力是不断衰减的。

5.感染。两性频繁的性生活会增加腹腔感染的风险，而衣原体感染的普遍存在会使得受孕率降低。

为了增强生育力，我们可以做出生活习惯上的改变，对照孕期注意事项提前开始准备，就会有一个比较适宜生育的体格。根据书中的建议，增强生育力的因素包括：祥和宁静的心境、充足的睡眠、温和适度的运动、均衡的体重、壮实的体格、新鲜有机的食材和饮料、愉悦的心情、贴近生活的自然状态、积极的想法和心态、没有化学药剂和激素干扰剂的洁净环境、不依赖兴奋剂例如咖啡和酒精等。

在新一代的女权主义思想熏陶下，我们这一代人常常看到有人工授精、国外代孕等的思想在广为传播。我们以为生理问题已经被人类的科学技术解决了，以为怀孕是可以无限延期的，多少岁都不迟。

实际上这是一个善意的谎言！等你结婚了准备生孩子的时候，你会发现生育诊所和医院产科里面挤满了谎言的受害者，许多人花费着大量的金钱求助于医生的医疗手法和帮助，只为获得大自然原本免费的馈赠。

怀孩子这事儿，有时候靠的就是一种冲动。毕竟是个人生大事儿，一旦做出这样的决定就难以撤回了，你的人生就此进入另外一条轨道。做选择的难处是，当你辗转反侧终于下定决心的时候，可能已经过了育龄期。

"四世同堂""多子多福"这种传统观念，已经不再受欢迎了。城市里的年轻人看到的是养儿之后的经济负担，培养一个有出息的孩子要投入大量的时间精力，还要给孩子们备好房子，生怕他们在城市中生活还有负担。与城市相反的是乡村，许多村子里的"超生游击队"看到的是人多力量大，养儿防老，多生几个说不定有一个混出头了、有出息了，就可以赡养全家。

我们常说，年轻人"成家"了，组建了自己的小家庭。但两个人的丁克家庭，一般还是会被认为是不完整的，因为家庭的主要目的之一就是孕育下一代。不然现代人为什么要走向婚姻呢？大家都是经济独立的个体，有自己的工作和收入来源，家庭不再是一个生产单位，我们不再依赖另一半才能生存下去。之所以结婚，是因为相信两人的法律绑定能够更好地为下一代创造好的生活条件。

身边一些比我年轻的女性朋友们会将自己的情感经历告诉我，希望我帮忙做出判断。女性在恋爱中总是会对男性充满期待，每天开开心心地粘在一起，认为到了一定时机以后男人就肯定会和自己进一步发展关系。然而事实是，男性比较少会去主动地推进恋情和婚姻的进展。如果两人已经有了规律的同居生活，还每天都能吃上女人准备好的热乎乎的饭菜，那么他们就会停滞不前了，因为现状对男人来说非常美好。等到他三十多岁的时候，突然看到了新出现的二十出头的女人，充满了新鲜感、神秘感、心动感。他就会很快地奔向那个新的女孩，飞速地结婚，甚至邀请你去参加他的婚礼，感谢你的付出让他成长，让他意识到了自己究竟想要什么。而你，就需要重新找一个男人开启一段新的旅程了，你的年龄已经徒增了许多，在最佳生育年龄之前你只有有限的时间了，脸上的细纹很快就会让你在新的男人面前暴露年龄，而"我们赶紧生个孩子吧"大概能让所有男人跑得远远的。你会发现自己在婚恋市场上越来越处于劣势，你就越慌张，可能随便来个你并不满意的人，只要是有结婚生子的意愿你就毫不犹豫答应了。或者你不想降低自己的要求，而在接下来的日子里都独自度过。

可惜你二十出头还在和男友甜蜜恋爱的时候，并没有人会这么直接地告诉你，生娃对于女人年龄的严苛不容许你在一个不靠谱的男人身上浪费时间，必须早点进入婚姻长远打算。否则，可能等你朋友们的孩子都上大学，朋友们都可以解放了、出去旅行了、干自己想干的事儿了时，你还在认真辅导自己孩子的初高中的升学作业，懊悔自己没有早一些开启这个人生的关卡。只有成为了母亲，你才明白，原来早一些结婚生子，并没有你想象的那么糟糕。

我有一个坚持独身主义的朋友，她单身多年，日子过得非常潇洒。工作拼命，职位飞升，在行业里也有了名气，有心情也有财力去享受讲究的生活，时常休假去全世界最美的地方最好的酒店度假休闲，从不缺乏浪漫的约会对象，时常与热爱美食的老友们相聚。家里人也不催她早日结婚，她完全没有压力需要结束单身状态。然而她和我谈到，可能会一个人生孩子的时候，我非常惊讶。她请教了许多人，详尽咨询了各种大大小小的精子银行、试管婴儿的私立医院或机构，对每一项流程和报价都了如指掌。为了能够好好生娃，她已经开启每日的运动计划，吃营养补充剂，只为把曾因工作熬夜和夜晚寻欢的疲惫身体调养回最佳状态。她考虑了各种理财产品，确保生孩子之后就算工作有变动，也能保证一定的生活质量。她也开始研究所有准妈妈们的课题，例如月嫂和育儿嫂、婴儿房的布置、备产和新手妈妈的清单等。除了不考虑孩子的父亲这个问题外，她的一切都和其他准妈妈们是一样的，只不过和国外的单亲妈妈们有些相似，她打算以一人之力抚养孩子。为什么要这么做呢？因为有了一个孩子，不是一种随时可以结束、说一声再见就走的关系，而是一种融入骨肉的爱，是你与这个世界最深的联结。因为基因的传承性，孩子将承载着你的一部分在世界上生存下去。因为有了一个她或者他，你的生命就不能放弃。孩童花瓣般的笑脸就如同是新生的希望，在不确定的生活中给予你努力的意义。爱与被爱都是那么自然而发自本能，这种母子之间的联结是每一个女性都渴望的。

我们认真审视自己生命中最重要的东西，会抛开那些表面的欢愉和热闹，逐渐返璞归真。没有快递和运送渠道的日子里，你可以轻松地甄别出什么是生活必需品，而什么消费不是必需的。因为要减少社交，而谁会在这样危难的时刻陪伴在我们身边？我们更加深刻地理解到身边人的重要性，开始珍惜活着的质量，对自己的身心健康更加重视了。很多曾经放不下、想不开的事情，都可以想开了。而孩子，就是许多家庭的希望和未来，珍视他们，就是珍视我们自己。

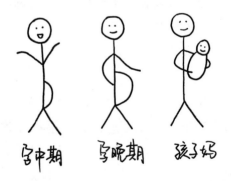

育儿时机的把握

从怀孕到生产，在人生历程中，时间点的把握很重要。你会希望自己一切都是安排好的，在自己安排好的时间点备孕、怀孕和生产。你准备好当妈了吗？答案只有你自己知道。

1.最重要的是心理，从这个层面上来说，你是否是自己真心想要孩子呢？如果只是面对社会压力作出的反应，有一天你会后悔自己屈服于压力；如果是为了维系不稳固的婚姻，有一天你会发现它也许并没有你以为的那么有效，而是得不偿失；如果是为了母亲和主妇的身份，有一天你会认识到也许这种身份并不是你想象的那么简单。

2.如果你已婚了，你的婚姻状况是否良好？你的伴侣是否想要孩子呢？如果有一方不想要，或者只是被动配合，很大程度会造成未来的分歧。在更早的年代，父辈们可能会说"为了孩子我们就凑合过吧"。但是现代的人都有着独立的思想和追求幸福的勇气，如果婚姻是不幸福的，很有可能就会面临独自养育儿女的局面了。

3.在经济和客观条件上，你生孩子的时机是否成熟呢？经济能力是否足以负担孩子的费用，为他/她创造一个良好的生活条件？失去赚钱能力和经济实力，影响较大的是母亲，你是否还能继续完成学业或者继续工作呢？对于现代人来说最重要的是，你是否有房能够为孩子提供良好的居住环境？

4.安居过程中，我们首先会考虑的就是装修新房的甲醛对孕妇和宝宝都是极为不利的。现在的新楼盘，都是以预售的形式进行销售，往往需要过两三年才交楼。而等到交楼之后还需要装修半年左右，放着透气通风三四个月来清除甲醛的影响，不知不觉一年就快过去了。所以如果有置业的打算，一切都要提前准备，以确保必须住进新房的时候，都已经安排妥当。

在怀孩子之前，要按照现有的情况考虑全面。不要将希望寄托于自己预测未来的能力。孩子可能会为你的美好生活锦上添花，也有可能为你已有的不幸雪上加霜。无论如何，针对自己个人的情况，慎重地考虑都是必要的。

☑ 心理准备　　☑ 婚姻状况
☐ 经济能力　　☐ 居住环境
☑ 人生阶段　　☐ 工作压力

如何在人群中识别一个准妈妈

你可能会留意到街上一些年龄相仿的女子，她们已经脱去了学生时代的稚气，但又还未步入中年，但她们的气质截然不同。也许有其中一个女子的肚子轻微凸起，她脸上的皮肤好得发光，不施粉黛也神采飞扬，那么这多半是一个孕中期的准妈妈；也许有其中一个女子扶着腰挺着肚子，小心翼翼地慢步走着像企鹅一样的步子，脸上透露着疲惫的神色，这是一个孕晚期的准妈妈；也许其中有一个女子的搭配是：条纹T恤上衣，一条牛仔裤，一双匡威布鞋，厚厚的肩臂，粗壮的大腿，那么她多半是一个带娃的孩子妈。

虽然我们时常看到光彩照人的明星在产后短暂的恢复后，以基本不走样的身材重返银屏。英国的凯特王妃刚生完娃就穿着小裙子抱着娃向全世界挥手，还有那些有娃的第一夫人和欧美商界的女强人们，都在向我们展示生娃是一件轻松愉快的事情。也许从某些方面来说，这是一种好的公关宣传选择，在展现女性力量的同时还表达了怀孕生娃对我们事业的影响是微不足道的，我们女性可以兼顾生娃和工作。但真正实际生活中的孕妈们面对这样有强大后勤团队支撑的表面现象，还是要有自己的鉴别能力。在孕期和哺乳期，缺乏睡眠会让你有厚重的黑眼圈和大眼袋，就连贵得离谱的眼霜都难以补救。粗大的毛孔告诉你皮肤不仅缺觉还缺水，美容院会告诉你她们靠着价值不菲的缩毛孔技术才能让你恢复到以前那样细致的皮肤。坍塌的乳房和松弛的腹部肌肉有时候在放弃自我的穿着中能够直观地显现出来，健身房的小哥哥们会热情地招呼你该买课进行产后身材管理了。

虽然怀孕的过程中有非常多的禁忌，比如说不能做SPA按摩，因为加快血液循环对宝宝不利，后期不能泡澡以防病菌的感染，不能涂指甲油以防不良化学药剂的渗入，但还是有一些基础的护理是可以做的。在行动不便的日子里，手部护理和脚部护理就交给专业人士来做吧。虽然所有剧烈运动都不能进行了，但能户外走动的时候就多出去散散步，让身体多放松和呼吸新鲜空气。虽然时间精力有限，但是照顾好自己就是照顾好宝宝。不要因为怀了宝宝就放弃了日常光彩照人的一面。在衣着上，许多A字裙对于孕妇非常友好，一些oversize（加大风格）的宽松款式也是你可以轻松驾驭的。在保养上，孕期皮肤需要充分的呼吸，所以千万不要用遮瑕膏和粉底掩盖住自己的脸蛋，本真的你其实也很美。

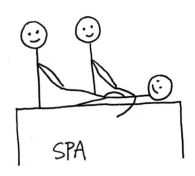

呀！你怀孕了

衣物逐渐遮不住的肚子常常昭示天下，你已经是两个人了，但这其中还有一段尴尬的时期，小腹微微隆起又还不明显的时候。虽然生理上有所变化，而实际上看起来以为不过是你缺乏身材管理的小肚腩。原本的沙漏型身材立马变成水桶状身材，直观地远离了少女时代。作为一个认真备孕做了功课的人，备孕期间时刻用试纸测着是否成功，在测出那淡淡的两条杠之时我就忍不住告诉了最亲密的朋友们，仿佛自己中了彩票大奖。除此之外，暴露我的倒不是身材，而是生活习惯。作为一个时常和朋友小酌一杯的都市女孩，参加聚会居然点的都是不带酒精的饮料，我的转变一下就被朋友们发现了，实在是瞒不过三个月呀！

一般来说，民间有满三个月再宣布怀孕消息的习俗，是希望能够低调地度过危险的孕早期，但其实宣不宣布都是个人的自由。如果你也迎来了小生命，可以尽快地告知身边的人，他们会在为你欢欣鼓舞的同时，更加照顾到你的感受！不过，这也意味着他们再也不会邀请你去玩有趣的活动了，比如唱K、登山……

我年轻的姐妹们还是表示出了她们对宝宝极大的祝福，虽然她们对有关宝宝的一切都还很陌生，但有的从国外祈福带回了安康的平安符，有的带回了防止肚子长妊娠纹的孕妇油，有的买了可爱的婴儿小袜子。虽然她们还没有走到同样的阶段，但真正的朋友是会支持你的一切的。也许她们没有经历过，但她们在尽力为你提供力所能及的帮助。

除此之外，我还与曾经不熟悉的孕妈朋友们密切交流起来，因为她们对怀孕生娃有非常深刻的体验，她们乐意与你分享这样的经历，抚慰新手妈妈的心情。这是作为女人的一种巨大的默契，感同身受的那些时刻，总会让处于不同人生阶段的女人们团结在一起。

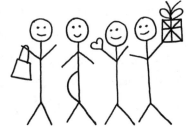

欢呼雀跃的朋友们

关于身边物品的新认知

| 关于衣服 |

你曾经的衣服：凸显出身体最优姿态的衣服，掐腰的，露腿的，露锁骨……撩人于无形的那种！最近流行的撞色小背心，必须抓紧时间，趁着还时髦，买一件和姐妹们出去"浪"。

你现在的衣服：这裙子足够宽松，孕妇能套得上，真开心，就它了。

怀孕期间你会希望能够显出自己孕妇的特征，因为有个可爱的大肚子，你要让她显出自己的重要性，但同时你希望自己腰身还是显得苗条的。没有必要将宽松的背带裤和背带裙作为自己孕期的唯一选择，除了少数特别修身和露腰紧身的衣服之外，你都可以照常穿普通的时装。例如有孕妇牛仔裤、A字连衣裙、弹性面料的紧身裙等，都可以让你在孕期保持自己的形象和衣品。下面有一些实用的时尚建议，希望能够帮助你穿出自己想要的效果。

首先，优先考虑深色系的单色系衣服，例如黑色、海军蓝色、墨绿色、炭灰色等，在视觉上能够让你显得不那么臃肿。因为单一颜色，能够拉长曲线。如果是同色系深浅不同，人们的视线会注意到衣服颜色的变化，从大腿开始变色的衣服就很适合孕妇。

其次，衣服的印花要慎重选择。如果印花的图案很小，会显得你的个头特别大，而大又显眼的印花会让你显得更臃肿还非常老气。所以尽量选择像高尔夫球大小的印花，颜色尽量控制在三种以内。

此外，还可以选择竖条纹的衣物，这是一个经典的拉长身形的小技巧，从视觉上让你显得更苗条。这个小技巧可以运用到身上所有地方，例如珠宝和配饰都选择垂坠感强的，比如超长的围巾。

对于需要掩盖的部位，例如肿胀的小腿和脚踝，尽量用长裤长裙盖住。长而飘逸的衣物风格是很好的选择，因为容易穿脱。或者打开你丈夫的衣柜，把他的衬衫、T恤都试一遍，找到可以跟自己衣物搭配的一款，也是一种独特的风格。

对衣物材质的选择也要非常注意。因为你的新陈代谢比平时都快，非常容易发热出汗。所以尽量选择透气凉爽的衣料，棉质的衣物最舒服。过于紧身、贴身的衣物，会让你行动不便，而且对宝宝不利。

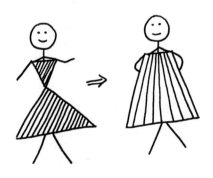

| 关于饰品 |

你曾经的饰品：项链、手链、耳环一个都不能少。作为一个讲究搭配的女子，还必须都是同系列的全套噢。还有可爱的小钻戒，"blingbling"的闪光总是这么令人愉悦。

你现在的饰品：和饰品吻别吧，勒得慌。钻戒的尺码这么小，一定是在购买的时候对自己的体型有什么误解，一时半会儿是不可能戴得上了。

钻石、玛瑙、玉镯，大部分时候都是耀眼夺目的，容易引起他人的注意和赞美。它们是作为女人小小虚荣的好伙伴，证明我们是被宠爱的，或者证明我们生活优渥。它们是我们的好朋友，因为它们让我们感觉自己也是价值连城的。

当你成为一个母亲以后，好像已经不需要什么东西来向周围人证明自己了。如果非要说有什么能够证明自己价值的，大概是一个阳光健康可爱的宝宝了。自从有了这个小家伙，感觉他就是自己最好的装饰品。孩子那清澈可爱的模样，不仅仅证明了他有爱他的幸福家庭，还证明了你们对他的所有好的品德培养，还证明了你们在教育上的不吝投入。这算是新的虚荣方式吗？但大概所有的父母，都会偏向这种爱的证明吧。

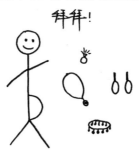

| 关于包包 |

你曾经的包包：美剧《欲望都市》的女主角Carrie Bradshaw曾经说，"We feel naked without them"（没有背包的女人感觉就好像没有穿衣物一样）。包包就好像是盔甲，是武器，捍卫一个现代女性在都市中的行走。

你现在的包包：反正买了好包包也要过两年才能用呢，到时皮质都老化了，不如先忍忍啦。那个大帆布包好像能装很多尿布和湿巾，不如先囤上吧。

我们曾经用与宝宝相关的一切装饰自我，武装自我。背着一个价值不菲的包能让自己感觉是个勇敢的都市女性战士，可以果断地做出自己的选择。城市就好像一个巨大的森林，就算碰到了糟糕的猛兽，作为一个灵活的猎人，你也可以选择自己的战斗方式。

如今，自己成了宝宝最大的盔甲，这场与生活的战争是为了两个人而战的，使命感和责任感都会促使你成为更好的自己。宝宝就像是一个宝藏，守护宝藏比简单的战斗胜利更难完成。但正因为需要做到这一点，你要成为一个更全能的都市/孕期/宝妈猎人。

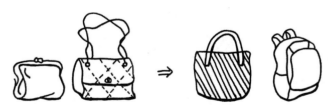

| 关于鞋 |

怀孕后期，脚总是不可避免地肿胀起来，它们像一对肥胖的"土豆"。这时候只能告别鞋柜中最亲爱的各种鞋。

你曾经的朋友：Roger Vivier 细高跟，Manolo Blahnik 尖头鞋，Tod's 小皮鞋，MiuMiu 小凉鞋，Ferragamo 一脚踏，Gucci 全皮运动鞋……

你真正的朋友：李宁，安踏，Fila，Nike，Sketchers，Asics……

消费降级来得太突然，很快脚上的一切就与时尚无缘了。只有运动鞋、大头鞋及平底鞋忠实地支撑着你，有弹性的材质能塞下这对"土豆"，也让你不会因为太平的鞋底而滑倒。

怀孕过后，确实应该尽量少穿着高跟鞋。女明星们只是在红毯上或者特殊场合极短时间穿着，那是因为她们的工作需要，千万不要当作日常生活的常态。如果你希望自己还是显得修长一些，可以选择厚底鞋或者粗跟鞋，以保证不会因为鞋跟太高而摔倒。如果实在想要购置新鞋，鞋子要注意买大1~2个码数，因为你的脚会在孕期内变大哦。

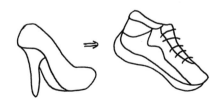

| 关于化妆 |

你曾经的化妆：什么彩妆好看就用什么。颜色鲜艳的口红，厚重的粉底，遮瑕效果一流的遮瑕膏，都可以用起来。

你现在的化妆：怎么样能够掩饰住我肿胀了的鼻子和脸蛋？我的皮肤也在逐渐变差，痤疮、湿疹爆发，还又干又痒，要怎么办才能逐渐好起来？化妆不是必需的情况下，还是素面朝天养养皮肤吧。

因为孕期内身体激素会有变化，引起油脂分泌的增加，使得我们长出了痤疮，好像回到了青春期一样。对付痤疮的办法最主要就是多用清水洗脸，使用无油不刺激的化妆品，才能逐渐消退。如果孕期皮肤变得干燥，要多喝水并且保持室内的湿度，用防晒霜做好隔离，用冷水洗脸。

孕期的妆容，可以用遮瑕膏和粉底液来遮盖孕期皮肤问题，但一定要选择低致敏的产品，比较不容易引发粉刺。遮瑕膏的用量尽量控制在最少，这其实比大量使用更有效。孕期长痘的话要选择合适孕期的产品，避免刺激痘痘长得更多。对于肿胀的鼻子和脸庞，可使用阴影粉修容，在鼻翼和脸颊上用阴影粉打造分明的轮廓。在鼻尖上用高光能使鼻子显得小一点哦。

口红也是非常重要的，因为合适的唇色能瞬间让你充满元气。为了保护宝宝尽量少吸收色素，可以购买孕妇专用的口红，并且在吃饭前把唇色尽量擦干净，防止色素进入体内。尽管这样的小心翼翼在理论上来说是没有必要的，但出于心理上安心的原因，尽量做到好一些。化妆品从皮肤表层进入身体的量极小，皮肤的角质层能够隔绝它们的进入，而且胎儿的胎血屏障也会把化学物质隔绝开，让胎儿不受伤害。所以在安全的条件下，让自己美一点吧！

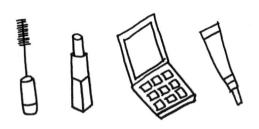

｜ 关于头发 ｜

你曾经的头发：想显得年轻气色好，染了个珊瑚红棕的发色，感觉自己萌萌哒。

你现在的头发：备孕之后就不许染色了好嘛！脑袋上长出了新头发，形成上下分层的两种颜色，半黑半红的，只能假装这就是我原来想要的效果吧。

曾经在孕期的时候，雌激素能够促进头发奇迹般地生长。头发上每个毛囊里的激素受体都在刺激每一缕发丝生长。雌激素延长了头发的生长期，使头发停止脱落。怀孕期间，头发不仅仅是长长了，还更不易脱落了，头发丝还长得更粗了。在孕期自我感觉特别棒！我感觉拥有一头长发的自己仿佛一个女神，甩甩头发就能迷倒众生。

我曾经不知道为什么身边的妈妈们总是有款干净利落的短

发，就好像"国民好媳妇"海清，总是留着干净利落的短发。大概"妈咪头"在大家印象当中，就是应该这样。我原本以为是当妈妈的人总比较忙碌，没空打理自己的头发。但在生完娃一年之后，我才领悟到其中的奥秘所在，因为头发一直都在离我而去，而剪这样的"妈咪头"只是为了掩饰头发的脱落。如果不剪这样的头发，就容易看到发隙中白花花的头皮了。当宝宝到了大概15个月大的时候，妈妈们的头发才会重新变厚，但也有些人的头发可能永远也回不到孕前的茂密程度了。

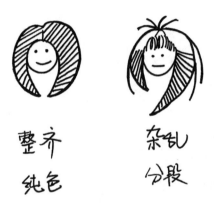

整齐
纯色

杂乱
分段

| 关于指甲 |

你曾经的指甲：今天心情比较忧郁，换个最近流行的砖红色转换下心情。美容店最近在做打折活动，顺便做一个手脚SPA护理吧。

你现在的指甲：涂指甲油是被严格禁止的，你怎么可以让宝宝吃进这样的色素！

怀孕期间，手和脚都浮肿着，宣告着你已经怀孕的事实。对自己好一点，她们需要得到最好的护理。指甲的修剪是有必要的，因为这段时间你的指甲会长得比平时更快，指甲质量也更好。如果需要去美甲沙龙做手部护理，一定要选择通风良好的店铺，不要去例如地铁站内的小指甲店等地方，因为吸入化学物质对你和宝宝都不好。修剪脚指甲的时候也要确保美甲师不要画蛇添足地给你做足疗哦，因为按摩脚底和脚后跟，容易引起宫缩。

普通指甲油的味道较大，有可能会让你闻着难受，所以尽量要选择无味的美甲产品。我们平时喜欢用的持续效果较久的光疗美甲，可以维持较长的时间，但需要用到烤干指甲油的光疗灯，放出紫外线照射，容易造成皮肤过早老化，也可能成为皮肤癌的诱因。个人建议，在医生同意的情况下，再去做这种类型的光疗美甲吧。

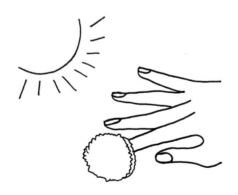

| 关于咖啡 |

你曾经的咖啡：早晨起床，喝一杯馥芮白咖啡让人神清气爽。下午茶时间，来一杯摩卡咖啡治愈午后的疲倦。只要路过一家随处可见的星巴克，就忍不住让人想去尝试一下最新推出的新品。有咖啡的日子，每天都能动力满满地投入工作呢。

你现在的咖啡：每天最多只能摄入200mg的咖啡因，一小杯咖啡也很容易超标。可乐和雪碧也别想了，去喝奶茶吧，还要是淡绿茶调的才可以噢。虽然奶茶的糖分多得令人羞耻，还有妊娠糖尿病的风险，但作为带来愉悦感的饮料，实在令人难以抗拒呀！

统计数据证明，每天摄入咖啡因超过200mg的孕妇，流产概率要比其他人高1倍，达到将近25%。相比之下，不喝含咖啡因饮品的孕妇，其流产概率只有12%。除了让你失眠以外，摄取太多咖啡因还可能会影响宝宝大脑、心脏和肝脏等重要器官的发育。所以一定要忍住！

如果实在忍不住了想解解馋，一天内摄入不超过200mg咖啡因是可以接受的。例如星巴克的最小杯型，那就是你的极限啦。可乐、茶等饮料也是含有咖啡因的，在喝之前要计算好咖啡因含量，千万不要超量哦。

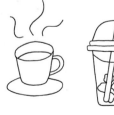

咖啡　饮料

┃ 关于酒精 ┃

你曾经的酒精：晚餐有牛肉需要配红酒，来一杯吧。今天工作完成得不错，来一杯吧。朋友难得聚这么齐，来一杯吧。闺蜜失恋了不开心，来一杯吧。今晚有些失眠，来一杯吧。

红酒白酒啤酒，威士忌白兰地龙舌兰伏特加，有什么来什么吧，在微醺的世界里让我们一起开开心心醉倒。

你现在的酒精：从打算要娃开始，酒精就暂时退出了你的生活，算上怀孕与哺乳时间，大概下次回归是两年后。为了宝宝，保持时刻的清醒吧！

为什么我们需要酒精？是希望在生活中透透气，找一个微醺的感觉。和朋友一起，就可以打开心扉，畅聊平时对外不谈的心事；和家人一起，就可以放松下来，一起享受不干家务活儿、面对面交流的时间。

但孕期确实需要忍耐喝酒的欲望，控制自己的酒精摄入量是对孩子的负责。根据营养学家的建议，一杯红酒助餐这样的量是可以接受的，所以偶尔偷偷抿几口也是孕妈们的自由，你可以解解馋，但是不要让自己酩酊大醉就好啦。

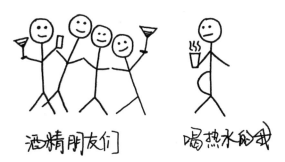

酒精朋友们　　　喝热水的我

一些好用的孕妈必备小物

我有一些好友们，刚怀孕就急忙来呼唤我："快，给我一个囤货清单！所有孕期和刚分娩的好物都需要！"母性的本能让我们的购物欲空前地猛涨。网上的购物清单很多，我挑选的这几样好物是常常被人们忽略的，希望对孕妈们有一定的帮助。

首先，推荐一个让孕妈们最安心的小助手：胎心仪。对于每个孕妈，每天能够自己监测到宝宝的情况是非常棒的体验，特别是在那些自己心神不定而又觉得情况不至于要到医院检查的时候。有时两次产检之间相隔1~2个月，中间完全看不到宝宝的情况，容易令人心神不宁。医生一般会建议每天早晚都要数胎动，但是现代人一忙起来往往就没有心思精确计数。而胎心仪只需要放在肚皮上，就能听到宝宝轰隆隆的心跳声，就能知道他的心跳是否在正常范围内(120~160次/分钟)，每天，妈妈们可对宝宝的安全充满信心，可以安心入睡。

其次，建议买一系列预留体重增长空间的大码、浅色、棉质内裤和码数比平时大两码的无钢圈内衣。可能你原来爱穿热情的大红色或者神秘的黑色的内裤，是蕾丝或者莫代尔之类的布料。但对于准妈妈来说，都不太适合长期穿着。一是因为颜色太深的内裤在有特殊分泌物的情况下让你无法马上察觉，可能会错过需要去医院检查的异常情况；二是不够透气的内裤会让孕期特别敏感的你容易患上妇科疾病。内衣的选择是为了让你的胸部可以自由地放松，而不是被勒得血液不流通。所以为了孕期更健康，一定要调整好自己的内衣衣橱哦。

家中必备的一个每日会用的东西，那就是体重计啦。每次到医院产检的时候，护士都会为你记录你的体重，如果不是每日能够在家里监测的话，很容易出现过了两三周到医院发现自己暴肥了的情况。每天早晨，在还未进早餐的时候先上一上秤，根据体重的浮动变化调整一天的饮食结构，是准妈妈们最好的控制体重方式。不超重的你，才能更顺利地生下不超重的宝宝。

爱玩电脑和手机的你也许会非常担心自己平日里对电子产品的使用会对宝宝有很大的辐射，非常纠结于要不要买防辐射衣。但根据网上各种观点来看，其实防辐射衣更多起到的是让准妈妈安心的作用，而并不是真正的防辐射。毕竟生活中微量辐射无处不在，防辐射衣只能作为一个心理安慰。所以是否要买这个安心，就是见仁见智的问题啦。

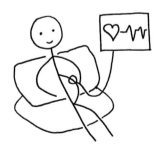

胎宝宝笔记

现代人的生活节奏都非常快，有记日记习惯的人已经越来越少了。我们习惯于每天忙忙碌碌，但成年人的时间如过隙白驹，不知不觉一个月就过去了，每年的计划有时候也都很难达成，时间就已经匆匆逝去。随着年龄的增长，时间真是过得越来越快。

对于所有孕妈来说，其实这十个月的时间非常宝贵，是自己人生最重要的一个转折时间段。在这十个月内，你的心理、生活状态、人际关系都会发生巨大的变化，许多你曾经坚信不疑的生活理念都会发生改变。这种时候，每一天新的感悟都值得你进行记录。

我们总会认为开始记笔记或者日记是一个大工程，感觉自己没法每天都坚持做到。其实写一个怀孕日记并不难。每天晚上在睡觉前，抽出十分钟，写写今天特别有感触的三件好事。写下孕期的好事儿可以降低负面情绪，提升人际关系体验，提高生活满足感，通过积极乐观的态度，提升自己的幸福感。记录自己身体的变化，也有助于对自己的身体情况的掌控，在和医生交流的过程中能更好地沟通，对自身健康情况也是很好的梳理。记录下想和宝宝说的话，可以模拟自己和肚子中宝宝在进行对话，这样对你来说宝宝更加有真实的存在感，你想要寄托的期待和希冀都可以在对宝宝说的文字中得到体现，相信这对于即将出生的宝宝来说，看到自己妈妈曾经如何期待自己的降生，将会是一笔宝贵的家庭亲情财富。

记录的形式完全可以看你自己的习惯。现在有越来越多的APP可以帮助我们在手机上记录。虽然电子版的记录不如手写的有质感和亲切感，但电子版的容易整理，还可以打印成册，适合时间比较零碎的孕妈们。

手写记录的孕妈们如果选择传统一些的日记本会显得更有仪式感，适合喜欢严肃文笔的孕妈们，可将产检中的检查状况一并进行详细的记录。可别太规矩，记成工作笔记哦。

现在更为流行的是彩色的手账本类型的笔记本，有花艺主题、植物主题、动物主题等，你可以根据自己的喜好选择。

除此之外，如果喜欢绘图，可以选择卡片式或者白纸集合的方式，以更为随意的方式进行记录，五彩斑斓的色彩可以更加地体现你每天不同的心情。

养成一个为宝宝记日记的习惯，能让你更清晰地看到自己孕期每一天的变化，自己在心理和生理上是怎么慢慢转变的，以及宝宝是什么时候开始有胎动的等。养成这样的习惯之后，你也可以在宝宝出生后继续这样的记录，让他的成长历程更为有迹可循。

每天花不多的时间，对生活进行记录，不仅对宝宝是一件有意义的事情，对自身也是在培养一种良好的习惯。我们经常在生活中过多地依赖于手机，由于孕妈本身身体行动就有所不便，颓废一些的状态也就是躺在沙发上看看电视、玩玩手机，一天就这样不知不觉地过去了。虽然我不是信奉手机辐射的孕妈，我认为玩手机并不会对宝宝的发育造成严重的影响，但手机本身吸引了我们的注意力，使我们不能做一些更有创造性和挑战性的事儿。手机提供了娱乐、信息，使我们从精神上得以放松或感到新鲜刺激，但沉溺于手机会悄悄损害我们的生活。对宝宝们的胎教可以是听音乐、朗读文章、玩乐器等，这些都是非常有益于宝宝的生长发育的，我们的时间应该更多地分配给这些活动。

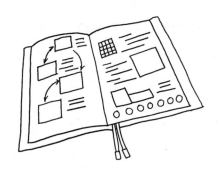

你肿啦，戒指怎么办？

孕早期的呕吐和孕晚期的水肿总是难以避免。这大概是绝大部分孕妈都会遇到的正常生理反应，是无法避免和治疗的。

在呕吐感觉不断的早期，我曾因为吃不下饭而导致婴儿发育慢一周，这实在是不可取的，让我对宝宝充满了愧疚。孕反大的妈妈们吐了吃吃了吐，前三个月每日就是这样的循环，实在是煎熬。我有一个朋友就是如此，先在餐厅里吃到饱，可是一出餐厅就蹲在路边吐了。但作为准妈妈的你一定要有足够的营养摄入才能让胚胎状的宝宝茁壮成长，所以如果孕吐不可避免，那么尽量少吃多餐，一定要保证在不吐的时候持续地摄入哦。

而到了晚期，总有些早晨起来，我看到肿得和香肠似的手指头因为充血而无法弯曲，连握成个拳头都有困难。我的手指关节还会异常酸痛，让我没法做一些基础的动作。有时候半夜醒来，感觉自己的手发肿发烫还在冒汗，开空调都不能解决问题，甚至很想伸进冰箱的冰冻柜里凉快凉快。有一天早晨我起来摸了摸手机，感觉它变薄了，其实是因为我的手指实在是水肿得太粗了。还有一个早晨我刚抓起牙刷，牙刷就从我毫无力气的手指间滑落了。我的戒指已经在抽屉里躺了半年，因为实在是戴不上了。每一个新婚的人都应该在买戒指时认真考虑买大一号，万一怀宝宝之后恢复身材失败的话，钻戒和婚戒就很难再套上了，这实在是一笔难以弥补的消费，只能用细项链穿起来戴在脖子上啦。原本合脚的鞋也都陆续罢工，必须买大一码才能把肿得馒头似的脚丫塞进去。

除了肿胀之外，你还会面临体温升高的挑战，感觉到整个人都在燃烧。在炎炎夏日怀孕的话，室内需要空调降温，而有时候开着20℃空调的我依旧全身汗如雨下。当我用手掌推我先生背部的时候，他都感觉仿佛遭受了铁砂掌的暴击，或者是一块五指状的烙铁。原本穿的衣服都要重新分析一下布料，如果不是透气性好的全棉布料的话，很可能你的衣服就像是你的蒸笼，每天把你罩着闷得满头大汗，让你在众人之中显得格外面色红润。该是衣橱大换血的时候啦，从此你的购衣第一准则应该是优先考虑舒适透气，而非性感迷人。最好的选择都是天然面料，比如针织、羊毛、丝绸、亚麻和棉，而要远离那些极具魅力的聚酯、尼龙等会刺激皮肤的合成面料。

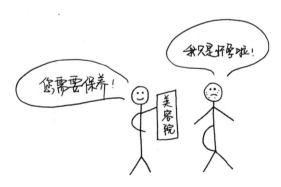

你吃啥，宝宝就吃啥

如今网上关于营养健康的育儿书越来越多了，例如《西尔斯育儿手册》《孕妇营养搭配》等类似的书籍层出不穷，面对书店整柜的母婴书实在令人眼花缭乱，不知道从何下手。

蛋白质、维生素C、钙，一个都不能少，还要多去晒晒太阳补充维生素D。药片不如食疗，每天的饮食不仅要全面补充营养，还要保证在这过程中不能让你胖成个"球"，以免难以顺产。为了宝宝的智力发展要多吃坚果，为了宝宝的皮肤白皙要多吃燕窝，为了宝宝的骨骼强壮要多喝牛奶。道理我们都懂，但真有人考证过不吃会有什么后果吗？但是假如不吃所有的营养食品，就仿佛没有做到母亲应做到的最完美的一切一样。

这对于本身就热爱健康饮食的妈妈们来说非常轻松，苦的是热爱在闲暇时间用垃圾食品打打牙祭的"非标准"妈妈们，比如我，一下让我与薯条、汉堡、披萨、奶茶挥别简直是不太可能的，本身孕期就容易心情不美好，还要禁止小小的饮食放纵，需要超强的意志力，可能还有你爱人的严加监督。

这时候，有一句话能让你马上放下手中的垃圾食品："你吃啥，宝宝就吃啥。"

想想吃的代价是一个先天易胖体质的宝宝，因为健康输在起跑线，简直不能忍受。大概作为母亲就是要从第一天开始，习惯自己的一举一动都会影响小宝宝的责任吧。爱吃不爱吃，对宝宝有利最重要。时常要安慰自己，等生完了娃儿，要早上油条和炸鸡，中午酸辣粉麻辣烫，晚上火锅大闸蟹，夜宵烧烤小龙虾，日常可乐奶茶红酒白酒混着喝！

不过这是个美好的梦想，生完宝宝还要哺乳一年呢。在哺乳期间，你必须更加谨慎，因为母乳的味道会受到食物的影响。例如你吃了一些辣味食物，宝宝也能尝到辣味，可能会变得不爱喝奶，还可能因此长起湿疹。

再见了！亲爱的不健康的美食们，两年后我再重新找你们叙旧吧。

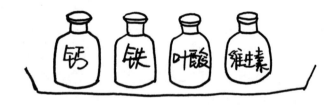

自助餐的诱惑

　　成为一个孕妇之后，食量几乎是呈指数倍地增长，特别是孕早期的早孕反应消失之后，身体的每一个细胞都在呐喊着："我饿了！"原本我需要控制饮食，维持较轻的体重来保证身材和体型。怀上宝宝以后节食是完全不可取的，反而需要在平时的基础上加量来保证宝宝的营养均衡。甚至有些时候，我会半夜饿醒，需要补充一些食物才能再度入睡。这就给我造成了一个错觉，我的肚子是无限能装的。作为曾经去自助餐每道菜都只吃几口的人，现在每道菜我都能吃三盘，还没觉得饱。

　　在美好的沙漏形曲线身材逐渐远去的过程中，肚子因不断增长而变成了梨形身材，感觉自己的女性魅力逐渐离自己远去，第一个本能的反应就是用食欲的满足来弥补自己，让自己至少在填满食欲的过程中能够感到满足，这大概是身体的一种本能的自我补偿机制。每次摇摇晃晃地从自助餐厅摆着企鹅步走出来的时候，我都感觉肚皮在撑爆的边缘。经过我这样每次暴饮暴食的折腾，不仅我自己时常喊着吃撑到嗓子眼了，肚皮上的妊娠纹随时都跃跃欲试快蹦出来了。

　　像这样放纵食欲的日子是有代价的，大部分时间我在医院都是战战兢兢地给医生递上我的体重记录表，仿佛一个准备挨骂做错事儿的孩子，暗中祈祷她能略过不看我的体重数据。有一次产检之间隔了一个月，医生认真地审视之后发出了"你增重了这么多"的惊叹，然后她用毋庸置疑的语气告诉我，接下来每周只能增重0.5kg，否则宝宝会是个肥胖小儿童，别想能够顺顺利利地顺产了。看来，借着宝宝的名头放肆的好日子到头了，得吃少而精的高蛋白和维生素才行呢。

　　各种各样的育儿书里面会有非常多的食谱，每种食谱内的食材都复杂而精确，还有详细的吃什么补什么的讲解，看得人眼花缭乱而又不知所措。对于时间有限的孕妈来说，要记住所有食物的效用和食用的要求也太强人所难了。在我看来，最基本的原则就是，要吃得有机、健康，什么类型的食品都要吃，以保证营养的种类丰富。你的身体就像是一个大超市，宝宝会从货架上选取自己需要的营养的。如果你很想吃一个平时并不爱吃的东西，那也不要紧，放心去吃吧，那是宝宝的呼唤。

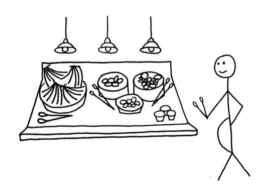

绝对不能放松的体重控制

整个孕期我都保持着体重飞速增长的速度。现代的母婴APP都非常科学详细，针对孕妇不同的BMI数值会给出适当的增重范围，而我总是在高出健康曲线范围的边缘挣扎。每天打开记录的时候，我都为了没有超出正常体重范围而欢呼雀跃。

打着孕妇幌子的我在这段时间吃了许多年轻节食时不敢吃的东西，比如大量的碳水化合物。而实际上胎儿+羊水+胎盘＜15kg，如果你的增重大于15kg，生完以后并不能马上恢复到孕前的体重。而月子餐一定是营养丰富的，毕竟为了给宝宝提供高质量的母乳，相信不管是在月子中心还是月嫂做饭，吃得一点都不会少，真的是很难回到以前消瘦苗条的少女体型。

其实对绝大部分的女人来说，孕早期每天只需要额外补充大约100卡的热量，相当于一只香蕉的能量。孕中晚期的时候，每天需要额外补充200~300卡，也就是两三只香蕉的能量。我们总说孕妇要多吃点，但其实并不需要多很多，趁着怀孕的机会就大吃大喝是没有必要的。

据说法国女人在哺乳期都是一杯黑咖啡顶一顿饭，难怪法国女人能保持如此曼妙的身材，在街上几乎看不到肥胖的女人。每当我在电脑前码字时，看到屏幕上映照出来的双下巴，仿佛是个100kg的女谐星，实在恨不得马上能够去做个抽脂手术把它解决掉。

孕晚期的时候更要加倍地小心控制体重，一个不小心，最后几周的体重就会飙升，而太重的宝宝一定会给顺产带来不少麻烦。一个七八斤重的宝宝要顺产出来，大概和西瓜要通过鼻孔一样困难吧。我的身高较高，骨骼也重，总时刻担心宝宝是否会比同龄孩子大一圈，给顺产带来更多的阻碍。所以，一定要控制宝宝的大小。

然而孕晚期的时候，碳水化合物突然对我释放出了原本从未有过的诱惑，原本只爱吃肉的我对面包和米饭产生了浓厚的兴趣。我感觉身体每个细胞都在呐喊着："吃面包吧！吃米饭吧！吃面条吧！碳水会让你感到快乐！"在这样的食欲爆发时期，要控制自己吃素，需要比平时更强大的自控力。

不知道是谁发明了孕妇奶粉这种特殊的食物，号称内部的营养含量远超一般牛奶，对母亲补钙有极为显著的作用。我每次喝了以后都疯狂增重，高峰期能达到一天0.5kg的程度。经验之谈是如果你是容易发胖的体质，可千万别多吃孕妇专用食品，因为营养过于丰厚很容易摄入超量，不如平时均衡饮食补充的好。

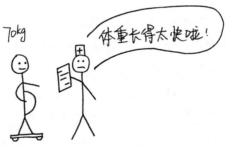

零零碎碎的睡眠

作为孕妈想要睡一个完整的觉实在是件不容易的事儿。你要面对的醒来原因可能是胃酸倒流导致的烧心，宝宝一脚踩到膀胱引起的尿频，白天睡觉半夜起来high的宝宝运动，钙质不够引起的脚抽筋，等等。而且有可能，你醒来之后翻来覆去一两个小时都睡不回去，还要坚持上班的你只能眼睁睁看着距离起床时间越来越近而心急，更加难以入睡。许多时候我都会陷入睡眠不足的焦虑之中，生怕六七个小时的睡眠影响了宝宝的发育。不过事实证明，这样的担忧也是没有太大必要，毕竟小家伙自己百分之九十的时间都在睡觉，并不受妈妈的太大影响。

睡眠不足带来的生理不适就和单身时代的熬夜是一样的。本身激素分泌就与以往不同，加上缺觉的你很可能莫名其妙就开始"作"，比如我对于停车车位的选择都能吐槽十多分钟。不过我认为"作"是孕晚期准妈妈天经地义的权利。睡眠不足导致的焦虑感会直线上升，比如半夜突然开始担心宝宝的尿布是否囤够了，宝宝床是否选对了，狗狗是否会哪天心情不好把宝宝扑倒伤着……然后就会为了半夜无法解决这些问题而半小时一小时地睡不着。

应该怎么办呢？控制！一定要控制自己的情绪。在睡前喝一杯热牛奶，听点轻松的音乐，给自己点一支香薰蜡烛，睡不够也不要怪罪自己，不要抓起手机让屏幕亮光唤醒你的身体，感受到睡意袭来就静静进入梦乡，你要相信身体自身的调整机制。让自己的心情平静下来，淡定地面对无法入睡的这些时刻，控制自己的玻璃心。有些时候由于激素原因，怀孕时的梦境比没有怀孕的时候更加紧张、奇特，令人不安，可以真实反映出内心深处的恐惧。很多时候，梦里甚至可能发生一些你不希望看到的事情，比如宝宝的身体不佳或者掉在地上，然后被吓醒。其实梦中的事情对现实是没有任何意义的，但是能体现我们内心的隐藏问题。我们需要直面自己的恐惧，放松心情去面对，克服那些不良的情绪，相信一切都会好起来的。

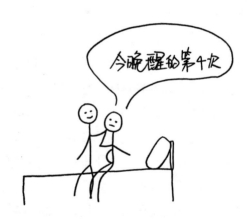

带着羽绒服和小·被子去电影院

在最后的孕晚期，宝宝的听力已经发育得很成熟啦，对外界说话的声音、音乐都有非常灵敏的反应，隔着肚皮已经能够知道外面发生啥了。而这对于热爱看电影的我真是个巨大的挑战，每当有大片上映，原本我都是第一时间冲到影院享受4D服务的。简单的Imax大屏幕是不够的，我要的是全套场景服务，包括喷水的场景、俯冲的刺激、座椅背后的小拳头、座椅下吓得人毛骨悚然的小扫把，这些都是看电影必不可少的佐料。而我最爱的电影类型，不是惊悚悬疑类的烧脑电影，就是轰轰隆隆的好莱坞大片。前者会发出令人困扰的营造气氛的声音，后者则是把所有音效开到最大以得到震撼效果。

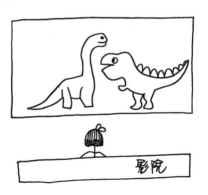

　　显然让宝宝听到这两种类型的声音是糟糕的，我得尽量避免这样对宝宝不利的环境。我认为全副武装可以解决这样的问题，于是决定带宝宝冒险一次。正值《哥斯拉2》上映期间，我在大夏天里带上了羽绒服，在炎热的夏天里严严实实地裹住了自己的肚子，当作是为宝宝戴上了耳罩或者耳机。大概宝宝可以感受到的是隔着棉花的电影音效吧，就不会被怪兽们的吼叫声吓到啦。

　　虽然我冒了一次险，但还是建议孕中晚期的准妈妈们，远离电影院和KTV，毕竟嘈杂的环境对宝宝的影响是不可控的哦。特别是很多朋友聚会的情况下，没法为了孕妈一个人而让所有人作出让步控制音量。不如在家里找点前两年的好电影或者歌曲APP，躺在沙发上，和家人一起享受家庭影院和家庭卡拉OK吧。

B超感受到的那些事儿

每一次B超检查的时候，我都怀着忐忑的心情，担心医生会检查出来什么异常情况。特别是在孕早期的时候，身体容易出现一些小状况，忍不住想多次去找医生用B超看看宝宝是否健康。

一般来说，超声检查分为三维和四维两种，公立医院一般只提供三维超声，部分私立医院会提供四维超声的服务。四维超声与三维超声最主要的区别是四维比三维多了时间维度参数。三维超声是静态的，而四维超声是动态的。打比方来说，三维是图片，而四维是录像，能够看到胎儿连续的动作。四维超声能够多方位、多角度地观察胎儿的生长发育情况。

记得我第一次听到宝宝心跳的声音，那是做三维超声的时候。躺着的我啥也看不见，只能通过听声音来猜测显示的内容。医生娴熟地检查着宝宝各个器官的发育情况，记录着宝宝的各种数据。隔着羊水，宝宝的脸蛋只能大概地看到轮廓，连打印出来的照片都是较为模糊的。当医生打开B超机的音源，听到了宝宝轰隆轰隆宛如小火车一般的心跳声，那个瞬间有种特别笃定的踏实感，终于感受到小生命体自己的心跳了。他不再是一个小小的细胞、小小的胚胎，或者是小小的雏形，他已经有了独特的心跳节奏，在我的体内是一个真正的生命，他的人生旅程才刚刚开始。每一个准妈妈，都不得不为这自身体内新生的力量动容，感受到自己的人生拥有了新的使命。可能原本我们都是普通人，每天忙忙碌碌地工作生活，但在此时此刻，你会发现有一个新的生命体完全依赖于你，他会是你生命的延续，你生命承载的内容将会更加丰富，未来的生活也更加有意义。

你可能曾经是一个放纵自己欲望去挥霍生命的人，并不珍惜自己的身体，就算结婚也没有让你真正地长大，你还是那个放肆的自己。而有了这样新的责任感和依赖感，你会发现，那些曾经对你来说很有趣的放纵不再那么吸引人了，人生的巨大转折已经出现，在这样的契机之下你必须成为一个负责任的大人，做出的决定将会对另外一个生命体有着深远的影响。

有一些现代的观点认为，现代人养育孩子的责任之重大，很难在年轻时候承受。我们还希望能够保持自己的孩童状态更久一些，更任性随意的生活久一些，等到晚一些再去生娃。也有一些人选择想要二人世界，打拼事业，共同决定不要小孩，然后各自去说服自己的父母。相比于生下来以后对孩子教育和关爱的缺失，这些是更为负责任的做法。

每一个小生命都值得我们去珍惜，在充分准备好的情况下，让他们健康地来到这个世界上是最好的。在每一个产科B超室里面，都有看到婴儿心跳的父母们：有一些人看到健康苗壮成长的宝宝，雀跃不已；有一些人看到的是建议不保留的不健康的宝宝，只能感叹时机不对，与宝宝无缘，忍痛放弃；有一些人看到本没有预想到的宝宝，一时还难以决定如何是好……

喜怒哀乐，都在这小小的产科检查室里。更多的故事，还会发生在产前病房、产后病房。产科仿佛是一个小小的棱镜，折射出大千世界的众生相。一切家庭的快乐、苦难、挣扎都会在这里看得清清楚楚。医生总是会询问：是第一次怀孕吗？以前做过流产吗？大概在医院里总有因这样那样的原因被放弃的生命吧，但每个人总有自己特有的理由。既然决定了承载起一个生命之重，那就请你善待他，用全心去爱护他。

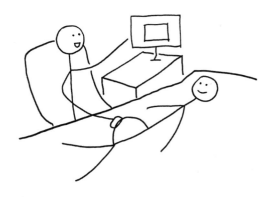

第二部分

产前产后
关键时期

孕晚期和孕中期不是一个世界

当我写下本节的时候，是孕期33周，也就是第八个月的时候。此时此刻，我的状态与孕中期完全不是一个概念。

其实这要归因于一个半夜的小插曲。半夜三点半醒来的我感受到肚子的严重抽痛，直接冲到急诊挂号，进医院产科进行了全面的检查，还被要求住院了四天。我总结反思了那一天都干了些什么，多次找医生论证诱因，归结为三种可能：一是半夜不好好盖被子被空调吹着凉了，二是晚上吃的汉堡里有什么不够新鲜的食材，三是下午自己挪动了整个台式电脑的主机，全身使劲动了胎气。医生的答复是这都是个人体质不同的生理原因，具体要说的话大概就是着了凉，加上肠胃出现了问题。就连经验丰富的产科医生也无法判断情况的诱因，让我明白孕期有些事儿就好像玄学一样，很难去考究因果关系。如果是单向的答案，我就可以明确避免了，然而这样的结果好像是给我敲了个警钟，啥事儿也不能掉以轻心，不能仗着自己检查结果都没有问题就造作了。于是孕晚期的我变成了一个超级虔诚和老实的孕妇，只求宝宝到足月再出来。距离足月的37周还有一个月的时间，宝宝还只有4斤，早产的风险还是要认真面对的。被住院吓得魂飞魄散了几天，变得胆小如鼠的我深刻地体会到了高风险孕妇们的辛苦。妊娠期高血压、糖尿病还有高龄的孕妇们，可能连轻松的孕中期都没有体验过，只有不停的保胎历程。

孕中期的我，穿越大半个城市和闺蜜们逛街不在话下。孕晚期的我，在高楼里爬了不到20级的台阶，喘得好像我刚跑完马拉松似的。

孕中期的我，大吃大喝麻辣烫，见到冰淇淋绝不会放过。孕晚期的我，一点辣都不敢沾，连冰西瓜都不敢吃了。

孕中期的我每天都心情大好的在网上囤货，花钱如流水购买那些明显瘦下来就不能再穿的孕妇服装。孕晚期的我，躺在沙发上灌蜂蜜水和酸奶只求肠胃能多蠕动几下。

孕中期的我心情愉悦地做着想做的事儿，情绪稳定，与闺蜜朋友谈笑风生。孕晚期的我一想到宝宝可能早产，在饭店就能眼泪刷拉拉地往下流，吓得先生抓着我的手安慰老半天。

为了抵抗这样的孕期，心态调节异常重要。宝宝已经具备了清晰地感知妈妈情绪的能力，为了不让恐惧心理被宝宝感受到，你需要看许多令人开心的东西逗自己开心。作为一个原本不苟言笑的哥特风女人，宁可看纪录片也不想看综艺的我，也开始对生活做出一些让步。多看看开心的喜剧，或者漂亮宝宝的视频，让自己简单地放空一些，用笑声去对抗内心对未知的恐惧，让自己做到每天高兴一些，这大概也是对宝宝的一种胎教吧。那些激起我们内心美好情感的文艺作品，告诉我们善良、正义、勇敢的品质的电影和书籍，大概就是此时最好的良药。相信人类最美好的品质，在危难中仍然坚持不屈的那些影视形象，对准妈妈们来说有着特别的意义。

从花鸟市场带回来的海棠花原本已经凋谢了一半，过了两周后如今已经重新焕发生机开出了鲜艳的红花儿。大概它们也知道我需要这样的生机力量鼓舞吧。宝宝，一切都会好起来的。

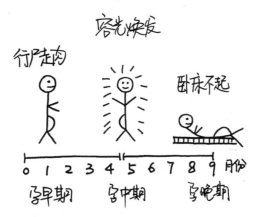

优雅有些难以维持

我一向以来认为自己是个略微讲究的人，至少会在力所能及的范围之内保持气质淑女的姿态，自认为是个精致女子了。一些大动作或者不优雅的姿势，是一定尽量控制自己不会去做的。不过当妈的这一天迟早是要来的，破功也是不可避免的事儿。

首先是肩膀不知为何开始变宽。肩膀变得又宽又厚，不再是少女时代那样窄窄细细有锁骨的纤细样子，突然感觉膀大腰圆这个词可以用来形容自己了。你会开始理解妈妈们为什么体型都走样了，体态也不再如少女一般轻盈，这都是生娃的付出伴随着岁月给她们带来的副作用。

相伴而来的是胸型的变化，乳房逐渐变得丰满。原因是乳腺导管和小叶的细胞在孕酮、泌乳素和催乳素的帮助之下，使得胸部变得更大了。虽然胸部变得丰满些了，能脱离贫乳女孩的身材困境。但被触碰或者挤压时，就会感到疼痛。只有等到分娩和哺乳都结束了以后，乳腺导管才会收缩恢复原状，在此之前都会一直维持这个状态了。原来的文胸是肯定不适合的了，只能慢慢开始加码买。一般来说涨两个码是非常正常的，而且不仅仅是英文字母的增大，底胸围的扩张也是必然的。原本一伸手就能扣上背部纽扣，现在逐渐变得艰难，需要借助爱人的帮助或者搞得自己喘不上气。哺乳文胸算是一种比较好看的文胸了，除此之外，大概最友好的就是带罩杯的上衣了，直接一次买一整套彩虹色的吧，能每天换一件就行。

有些时候，肚子不知道为什么突然就痒了起来。实在是忍不住了，挠一挠痒好啦。然而一掀开肚皮上的衣服，我被吓到魂飞魄散，一条条线条分明的妊娠纹，还是脏脏的泥巴色，爬满了西瓜一样的肚子，令人触目惊心。腹部正中心也出现了黑黑的线条，肚脐眼一片黑，还呈扩散状。周边一片紫黑紫黑的，也说不清楚是血管还是什么的颜色，非常蹊跷。至于肚子的两侧，都布满了密密麻麻的青筋，被逐渐增大的子宫撑出来的血管无处可去，只能逐渐在皮肤上浮现颜色，好像盘根错节的树根一样伸往肚皮中央，就像美剧《权力的游戏》里面龙妈被解放奴隶包围排阵似的。

出于安慰自我的心理，我跟着一个靓丽爱健身的朋友到了医疗美容院。她告诉我，她想试试"妈咪美容"，对身体全身进行全面的提升和收紧。整形外科医生宣传可以做到这一点，他们宣称能够使身体恢复青春活力，是胸部和臀部的塑形师。巧妙的宣传手法是，他们做的不是简单的减肥抽脂手术，因为那样对准妈妈们来说没有意义，仍然会有松弛的皮肤组织在身上堆得皱巴巴的。他们号称可以做到的是"脂肪雕刻术"，能够帮你把松弛的手臂和肚子收紧，还没有任何皮肤上的痕迹。我非常急切地问道："孕期我一直涂可可油，是不是就能够避免长妊娠纹啦？"

整形外科医生缓缓地摇摇头，"这都是民间传说。可可油、润肤露、玉米黄油等，都一样毫无用处。"这一瞬间击碎了我的梦想。确实没有科学研究表明妊娠纹的严重程度在使用可可油的妇女和没有使用的妇女之间存在差异。所以虽然我每个晚上都抹可可油，但并没有显著的效果。

屁股悄悄地肥了起来，让人看起来如相扑选手，下盘非常的稳。内裤从原本的S码一路买到了3XL码，还会感觉绷着大腿难受。屁股逐渐从桃子状变为四方形，失去了可爱的线条，肉眼可见的层层堆肉令人心痛，只能安慰自己产后恢复一定要做到完美。

另外，肠胃的消化功能开始进行奇怪的变异。你会发现，自己无时无刻不在控制不住地"放气"。这完全是没有规律可循，没有时间可以掌控的。当你和爱人舒舒服服地躺在沙发上吃着水果看着电视昏昏欲睡，毫无征兆就来那么"噗"的一声，你们瞬间两个人都清醒了，如果不赶紧站起身来躲避一会儿，估计是会被熏晕过去的。在外也是不可避免，那声音仿佛在昭告周围人，宝宝我吃得可饱啦！

原本我和先生是极为文雅拘谨的两人，一直保持着相敬如宾的友好恋爱关系，但自从孕晚期开始，上厕所成了一个巨大的难题。由于激素的干扰和肠胃消化功能的减弱，有时候几天也没有办法正常地排出体内的残物。蜂蜜水和酸奶都成为我每天必不可少的助手，而先生需要时常关心我今天是否身体舒畅。这让夫妻对话达到了新一种接地气的境界："加油！每天都要过得通畅哦！"大概夫妻逐渐熟稔的日常对话，都始于宝宝带来的无法遮羞的生理活动，让我们的关系从浪漫的爱情到家人般的体贴。

产检的时候，尽量不要穿连衣裙。如果实在要穿，可得穿好打底裤。胎心监测的时候，我所在的医院房间大概有十个座位，需要把整个裙子在所有人眼前掀开才能绑好胎监带，实在是有点尴尬。有些时候医生还会要求掀开衣服听听胎心或做B超，你那因肥胖而尺码超大、棉质而毫不性感的内裤就会露在光天化日之下。再保守的你，也一定会在这样的例行检查中摆出一些令人尴尬的姿势，配合医生检查的过程中难以维持优雅的体态。

当宝宝长到一定大小之后，他转身伸个脚就能精准地踩到你的膀胱。那感觉来得猝不及防，膀胱在这样的撞击下懵圈了，不管里面是多是少，往往都无法控制地挤了点出来。所以你的内裤很难保持它原有的颜色。每次洗内裤的时候，都充满了对自己身体无法掌控而失去体面的无力感。

有时候身体的热潮来得极为突然，上一秒你还在揉捏着因吹空调而冷冰冰的小腿，下一秒的疯狂热潮就能让你浑身湿个透，从内到外的衣服都瞬间蔫巴。在夏天怀孕的你，可能很难抑制住一天洗两三次澡的冲动。假设你还在正常上班，所有人都能看到你突然脸色红润仿佛刚健身完毕，而你自己还能感受到衣服内的汗滴一粒粒地滚落肚皮。

由于孕晚期容易因雌激素刺激鼻腔血管充血而引起鼻塞，经常无法通过鼻子呼吸，贴上通气鼻贴入睡是常态。然而每天早晨醒来的时候，鼻贴往往已经失效，你就能发现叫醒自己的是带着湿漉漉一大块口水的枕巾，嘴角还残留着一些不自觉的口腔液体。想起美剧《了不起的麦瑟尔夫人》里面女主每天早晨提前半小时起床到洗手间一丝不苟地化好妆容等爱人醒来光彩照人地出现，简直就是超人一样的存在。孕期期间，你的先生每天早晨起床去上班往往能看到你面带梦中的微笑倒在口水中的样子。

　　不知不觉之中，颈纹会悄悄地爬上你的脖子。一般来说，生活中可以通过纠正体态延缓颈纹的产生，但是在孕期是逃不掉的。若你在某天洗澡的时候，感受到脖子上出现了细细的小颗粒，还有黑乎乎怎么也搓不掉的深色，绕着脖子一圈好像是糊了一层泥巴，恭喜你色素沉淀了。就算你一直宅在家里不见阳光过着吸血鬼一样的生活，泥巴色的颈纹也不会放过你噢。也许以后最好的饰品朋友就是围巾了。

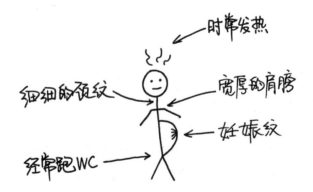

做一个美丽淡定的准妈妈

　　有宝宝并不意味着你会变成一个围绕宝宝转的、只会谈论宝宝事务的妈妈，你应该因为有宝宝的到来而变得更加有趣充实。做一个有气质的准妈妈，其实最主要的是了然于胸的气质和心态，无关经济和环境，这样的心态对每个女人都有很大的益处。很多时候我们会有些忐忑不安的，生怕自己做错了什么，吃错了什么，就对宝宝造成了巨大的伤害。这种时候一定要淡定，相信自己在母婴书之中汲取的知识会成功为宝宝规避风险。

　　孕早期和晚期，我们都有较多时间需要在家静养休息，这些时间都可以充分地利用起来。喜欢手工的可以给宝宝制作床铃，喜欢烹调的可以在家研究菜谱，喜欢绘画的可以先把宝宝房装饰起来，喜欢音乐的就演奏给宝宝听作为胎教的一部分。有宝宝并不代表着准妈妈的个人兴趣爱好都要进行让步，反而应该让宝宝可以更好地享受妈妈们的手艺，在未来学习和掌握妈妈有的技能，成为更优秀可爱的小生命。就算是全职妈妈，宝宝的成功可能会代表着人生意义的实现，但这也不应该影响准妈妈作为个体的人生发展。假设自己的妈妈可以做一些很酷的事儿，不仅可以教育宝宝学习同样的技能，还能让宝宝在同龄人当中更有底气、更有自信、更有勇气。你本身是充满生活热情、富有情趣的独立个体，有自己的思想和爱好，将会更有益地影响到宝宝对自我价值的实现。围绕他人生活的完全奉献型人格，有些时候对所爱的来说人反而是种负担。宝宝需要你放手让他们去自由飞翔。

除此之外，你可能会面临许多需要身边人帮助的时候，比如在公司与同事进行工作时间和内容的协调，在出行的时候优先选择交通工具的权利，在某些商业场所的优先安排。在享受作为孕妇权益的同时，也要对身边人做出的牺牲表示谢意。这并不是有明确规定要求需要他人做出的让步，他们在为了一个小生命的存在而妥协了自己的利益，其中特别是来自陌生人的善意是非常珍贵的，值得我们感恩。

什么样的母婴书，才是你的好伙伴？

我曾经想要在母婴书籍区淘一淘有趣的书籍，希望能有看得轻松有趣又能学到一些知识的育儿书籍，平时躺在沙发上少玩手机多读书，可以学习科学育儿知识。然而一到母婴书籍区，吓了一大跳。书店的一角落里，密密麻麻都是育儿书籍，但看书名就让人发怵：

《儿童情绪管理全书》《格林斯潘心理育儿》《戒掉孩子的拖延症》《好教育成就好孩子》《细节成就孩子一生》《男孩就该有男孩样》《正面管教养育工具》《素质是怎样提高的》……

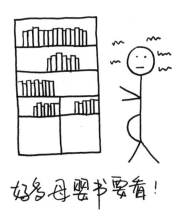

好多母婴书要看！

首先，清一色八个字的书名，这里仿佛有什么玄机，八个字就带着一种笃定的说服力，念起来特别有种权威的压迫感。虽然是简单的道理，但看起来就是满满的教育感，仿佛有人拿着教鞭，告诉家长们你们要赶紧重视起来，不好好学习本书内容是不行的。

其次，为什么都是用这么工具化的形式去育儿呢？孩子们每个个体都是鲜活的小生命，在成长的过程中有着自己的发展路线，需要家长的引导和陪伴，但是真的需要这么多理论去"引导"他们的成长吗？

最后，孩子的成长最重要的还是家长的榜样作用。你是一个什么样的人，在不知不觉中言传身教，孩子就会受到影响。想要改变孩子，首先要改变自我，你希望孩子是什么样，就应该自己先努力去做到。要求孩子没有拖延症，情绪管理好，细节处都做到完美，拥有所有优秀的品质，和远高于他人的素质，那么家长自己做到了吗？如果自己还没有做到，看再多的这种理论书籍，也不会对孩子的提升有实质性的效果。中国谚语说，"只许州官放火，不许百姓点灯"，孩子会不会愿意接受这样的家庭教育呢？

根据育儿书籍，作为家长应该建立一套完整的时间体系，按照固定的时间给宝宝喂奶，按照规定的时间进入睡眠状态，必须在九点之前睡觉才能保证最佳睡眠。照这么个要求来说，绝大部分宝宝是不合格的，合格的宝宝凤毛麟角。给家长们制造这样的焦虑有什么必要呢？育儿本身就已经是一件压力很大的工作了，我们每个母亲都会担心自己做得不够好。而很多育儿书籍还要用严苛的标准来告诉我们，你的宝宝表现得不够好。通过制造焦虑，让母亲们怀疑自我，再去花大价钱购买各种课程和推销品，这大概也是条产业链了。其实并不是这样的！每个孩子都有自己的生活习惯，而且婴幼儿时期的举动都是非常本能的，不能说明孩子未来的性格就会如何如何。妈妈们一定要心理强大一些，面对这样否认你辛苦劳动成果的专家，让他们一边去吧！

吐槽了这么多，其实我认为为了孩子多去阅读一些育儿理论书籍是没有问题的，肯定会对家长们有所启发。例如一些尊重孩子意愿、引导孩子养成良好生活习惯的建议，是非常简单有效的。但是我希望更多的育儿书能够以更人性化的方式提供建议，而不是简单地把孩子当作需要管教的对象，把方法理论当作工具，去粗暴地解决孩子的问题。每个孩子都是可爱的小生命，大人们能尊重每一个小生命作出自己的选择吗？

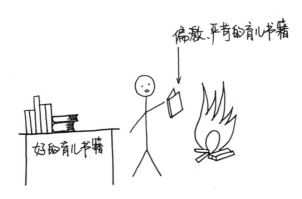

那些令人愉悦的小事儿

作为孕妈，最重要的是保持良好的心情。母亲乐观向上的态度会影响到宝宝，而伤心、焦虑和恐惧也会让宝宝心神不宁。发育到一定月份之后，你的心情他随时都能感知得到，他也会与你同感的。要生一个快乐的宝宝，应该怎样创造一个让自己最开心的环境呢？

养一些花草和宠物能让你的家看起来更加富有生机。花儿的香气令人心情愉悦，保持好心情，宠物的活动能吸引转移你的注意力，如鸟儿的清脆啼叫让小小的阳台充满了森林的气息。这些最为原生态的动植物生命体，带来了大自然的美好氛围，能够让你在孕育自己宝宝的过程中感受到了陪伴。

我时常感到作为孕妈是一个返璞归真的过程。在都市中生活了许久的我们习惯了快餐式的一切，一切以高效率作为衡量标准，例如工作餐总是吃得非常随意，什么方便吃什么；也习惯了借助现代都市的解决方式，例如在外就餐都非常随意和任性，想吃啥吃啥；失眠了就吞个助眠药物；心情不好来瓶酒，如果很不好那就再来第二瓶；感觉到冲动就听听摇滚乐，感觉到悲伤就听听苦情歌。

而孕期的一切正好是与都市生活截然不同的。在这个阶段应该考虑的是，这食物是否是有机的而非转基因，这药物吃下去有什么副作用。可能听惯了摇滚和电子音乐的你，很快要面临的转变就是听胎教音乐。最合适的胎教音乐就是古典轻音乐了，要么是纯音乐，只有乐器没有人声。这是一个洁净自身的过程，你很快就会感觉回归乡村生活方式才是一个孕妈最应该做的。那些我们在都市生活中摒弃了的一些古老的生活习惯，都需要重新调整。

怀上宝宝的过程就好像是一场洗礼，让原本在都市生活中不那么在意自己身体的我们更加重视起健康，更谨慎地选择每日的食材，更合理地安排自己的作息，更注重自己的好心情，更富有生活的热情。因为肩负的是两人的使命，所以妈妈们都会努力创造一个洁净而富有生机的环境。这需要每日的维护和努力，每个妈妈都不容易呀。

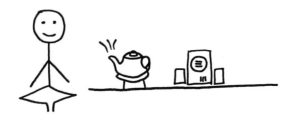

留下美好的影像孕妇照

当孕晚期的你，每天早晨醒来要面对如香肠般肿胀的手指头，几乎充血到握不起来的手掌，无法抬起的手臂，全身酸痛无力爬出床的时候，心情是相当不美丽的。在失去了美好的身材之后，总是对自己的外表失去兴趣，逐渐对照镜子都没有了直视的勇气。不断加深的颈纹，逐渐发黑的皮肤，鞋都穿不上的肿脚，大到让自己看不到脚的肚皮，走起路来像是蹒跚老人，干什么都感到辛苦。这个时候你需要改善一下心情，孕妈有孕妈的美，感谢有孕妇照这样好的摄影机会，让我们发现作为孕妈的特殊魅力，绝对不要错失这个让人精神一振的机会！

孕妇照会让人感受到，这样独特的身材在一生中只会有屈指可数的几次，是和肚子中的宝宝预热的留念。多看一些风格各异的孕妇照，你可以打扮成自己想要的样子，也可以脑补想要扮演的角色，这是个非常有意思的过程。比如你可能是一个民国初年新婚燕尔怀上宝宝的大家闺秀，可能是未来社会潮酷炫的辣妈，可能是嫁入皇室会生下皇位继承人的王妃。孕妇照的化妆师和造型师都会满足你有趣的愿望。在作为女人生命中最特殊的这个时期，你有权利做一些疯狂的事儿，让自己放飞自我，在镜头前展现最美的自己，毕竟这是身体与宝宝共存的特别值得纪念的时光。

当打开相册的那一刻，你会觉得自己就算忍受着孕期生理的折磨，就算身材逐渐变得不像少女时代那么纤细苗条，就算在这样的过程中感觉身体慢慢地老去，然而一切都是值得的。怀孕这个特殊的时期，相较于今后漫长的家庭生活，镁光灯还是打在你与爱人身上的，让你们铭记这段旅程的不平凡。每一对父母都值得留下这样美好的纪念，这是你们一生中最为宝贵的经历之一。

月子中心的考察

我有许多朋友热衷于了解各个月子中心，在生产前要逐个参观，谨慎选择。在新妈妈的社交圈里，仿佛生个孩子没有去住月子中心就是受到了极大的委屈。在社交场合聊起来，总感觉会让外人觉得你的丈夫对你不够疼爱，或者是家里经济比较紧张，连在怀孕生子这样重要的人生阶段都做不到"对自己好一点"。其实大部分的人都挣着刚刚够还得上房贷和租金的工资，甩手就是十多万交给月子中心，不知道背后有没有心疼得滴血。那么这么昂贵的月子中心都有些什么服务呢？

我参考了一些位于深圳高端月子会所的服务清单，并走访了多家机构，月子中心的服务基本上包括这些方面：

针对产妇们的，主要包括：专业制定喂养方案，科学喂养，并记录喂奶时间与奶量。护理师为产妇每日擦身，洗头以及更换衣物。每次哺乳由护理师为产妇做好乳房清洁工作，需要使用吸奶器时协助并指导操作。月子餐三正三点（三顿正餐、三顿加餐）。有一些高端的月子套餐，还包括产后体型恢复、瑜伽课等。

针对宝宝们的，主要包括：每天早晨给新生儿沐浴，并清洁眼、耳、鼻，对脐部、臀部进行护理。新生儿每次吃奶后，有专业的护理师为其拍嗝，减少溢奶、呛奶的可能。护理师为新生儿更换尿布，观察大小便的次数与颜色。仔细观察新生儿，有无黄疸、发烧、腹泻、腹胀等症状，发生异常情况时，协助送到医院诊治。护理师为新生儿剪指甲、理发等。

在住宿条件上，每日房间小清洁，每周房间紫外线空气消毒。还有一些走高端路线的月子中心，开在五星级豪华酒店内，更是为富豪享受型的需求做好了全面的考虑。

市面上的月子中心那么多，每个宣传起来都是极致的服务和体验，那么如何选择一个真正优质的月子中心呢？

首先是要看证照。在考察的时候要注意查看月子中心的营业执照，注意公司名称、注册资金、营业项目等。检查月子中心的营业点和营业执照上登记的是否一样，是否通过消防检验，是否属于正规的商务场所，厨房是否有餐饮服务许可证，护理人员和厨房人员是否都有有效的健康证。

其次，看宣传是否华而不实。成熟的月子中心是肯定有官方网站的，也能非常清楚地告知各个服务套餐细节，整体都相对透明。如果月子中心连基本的网站、套餐介绍、文宣都还没有备齐，大部分介绍或服务套餐内容均以口头方式带过，意味着这个中心可能还不成熟，还在寻找定位和方式，很多服务也都不成体系。

房间条件：对月子房间内的装修也应该认真考察，例如房间内是否配备有加湿系统、独立新风系统、中央空调系统、恒温恒湿系统、高速的无线WiFi、沐浴间和马桶边扶手、无线呼叫系统、中央净水系统、保安门禁系统等。

服务核心团队：在开业初期，很多月子中心会花重金邀请一些专家或团队来进行广告宣传，但这些专家团队往往不参与日常营运，日常的团队只有相对较低的资质。月子中心的护士们一般采用24小时轮班的方式，各自有休息和工作时段。在正规月子中心的护士应该有多年专科的医理底蕴，除了常规的护理手法外，应该懂得简单的诊断，能对常规的异常状况做出合医理的观察和反应。

服务管理：在执行的层面，应该仔细观察员工的穿着和行为，如护理人员近距离接触宝宝会不会戴口罩，抚触和按摩手法是否轻柔，抱起宝宝时会不会穿上隔离衣等。如果对宝宝的夜间照顾不放心的妈妈们，还可以仔细观察有没有足够的监控摄像头，最好能够做到无死角监控，至少在形式上做到，能起到一定的监督作用。

月子餐：有几顿正餐几顿点心？食材采购政策如何？月子餐可否为个人状况做调整？有家属餐吗？主厨有多少年的月子餐资历？月子餐是服务成本的一个重要部分，所以商家很容易偷工减料。例如在试吃活动的时候给一个"样品"，但日常供餐的平均水平则低很多，在食材和调味上都降低标准以节省成本。

收费标准：看服务套餐的费用是否包含尿布、奶粉、湿纸巾、奶瓶、奶嘴、婴儿衣物？是否有黄疸照光，若有；是否需额外收费？有包含产前的咨询吗？有医院绿色通道吗？产妇的护理服务有哪些？是否提供产后耗材(产后卫生棉或垫子之类的)或需自备？有其他康复类服务吗？有其他美容类服务吗？有提供宝宝游泳吗？医生多久来巡诊一次？

留意细节：一般月子中心都会有活动日，在特定的日子装扮得漂漂亮亮地来迎接访客，所以访客看到的都是精心装饰过的。想要了解月子中心真实的日常运作方式，最好的办法是"突击"。在访问时，多注意细节和卫生死角，例如墙角、家具的角落等，这些小细节最容易反映日常的管理。当然也可以晚上或半夜打电话，看看宣称24小时运转的月子中心有没有人在值班。

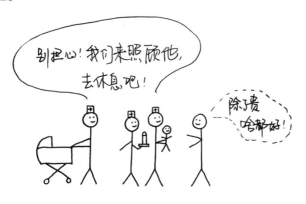

忐忑的最后两三周

在宝宝经历了33周时的惊险宫缩之后，我就一直担心着宝宝想要早点出来。预产期是按照40周计算的，这剩下的六七周，我只能把平稳度过每一周作为一个小目标，逐渐达到足月。按老说法，足月是达到39周，但现代说法是到37周就可以算作足月。每一周都过得有些担心，时不时就念叨着宝宝不知道啥时候会出来，能不能在肚子里多坚持几天。每周一次产检的时候，还总是担心检查的项目不够多，恨不得每次都做个B超把宝宝的情况看个清楚。实际上，真正有必要的孕晚期B超时间就是32、37和39周。在其他的时间段，医生都会通过血检、尿检和胎心监测来推断宝宝的状态。

马上就要"卸货"的日子里，不知道啥时候宝宝就会到来，是非常令人纠结的。在无数次查看了科普母婴书之后了解到，分娩的主要征兆有见红、破水、小腹阵痛等。完全没有见过此类情况的我，根据描述的症状只能连蒙带猜，来面对可能出现的紧急情况，相信所有的新手妈妈都是如此。但只要是观察到有一些异常的情况，就要早日去医院就诊，必要的情况下就得住院待产啦。"见红"的情况下，还不一定马上就能分娩，但如果是"破水"的情况，就一定要赶紧躺平了准备去医院，有些宝宝正好能够堵住羊水破水的口，让羊水流失得慢一些，但还是要早点到医院就医，不能让羊水流失太多哦。其他的一些小症状，例如膀胱受到压迫常常跑厕所、髋骨周边酸胀疼痛等情况，都只能说明宝宝在"入盆"的过程之中，而不是已经到了要"发动"的时期。

去住院之前，有必要把所有的东西都准备好。不仅仅是自己的待产包套装需要全面准备好，月子服洗净消毒，要对所有需要带去医院给宝宝最初三天用的衣物和用品进行消毒。在产前的最后一段时间，我家阳台上的架子永远都是满的，每天都在擦擦洗洗，全家都进行了大扫除，不放过任何一个死角可能藏着的灰尘和细菌。

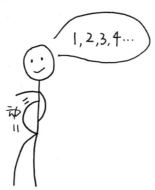

除此之外，每天还要选择三小时认真数胎动，保证宝宝活跃着而不会缺氧。每个小时必须要有至少3次的有效胎动，如果少于这个次数就要赶紧去医院啦。我的宝宝的生活规律非常奇特，他在下午经常非常安静，晚上则大闹天宫。晚上十二点多躺在床上盯着天花板的我，感受着宝宝左三圈右三圈地运动着，等他尽情释放自己的活力，兴奋劲儿过去了消停下来，我才能安心睡去。

在到医院之前，其实还需要多和医生了解待产房、产房和产后病房的情况。在人口爆发的属相年，有很多医院产房内都满员了，许多产妇只能住在走廊上，极端情况下甚至只能住在医院大厅里。除非是有必要在大医院就诊的一些特殊身体情况，否则准妈妈们还是需要考虑一下舒适程度，可以选择人少一些的医院，不仅平日里产检能够省下很多时间，还能在产后有一个比较舒适的休息环境。有条件的准妈妈们还可以考虑私立医院，虽然预算会有所增加，但一般也会得到更加周到的服务。

其实在预产期前后两周内出生都是非常正常的，准妈妈们无须给自己太大的压力。其实有些宝宝在肚子里能够发育得更好，在妈妈肚子里在胎盘成熟度不是三四级的情况下，都能得到很好的营养和充足的氧气，他想多待几周也是完全正常的。如果到41周还没有"发动"的迹象，就需要到医院住院进行观察和按照医嘱催产啦。

产前等待的时间总是令人焦急又期待，有一个良好的心态对准妈妈们很重要。医生们经常说的一句话叫"瓜熟蒂落"，形容宝宝的成熟倒是很合适的。等到宝宝成熟了，他自然而然地就会出来啦。所以对于还不想要"退房"的宝宝，准妈妈要有耐心哦，他一定是在妈妈肚子里过得很舒服才坚持不动的。

许多听了过来人经验的准妈妈会担心整个顺产产程过程的疼痛。其实在现代医学的帮助之下，比如无痛分娩，整个生产过程中疼痛的时间能够大大缩短，所以大可以不必过早开始紧张。等到入院之后，和医生护士多协调，通过物理镇痛或者无痛针的方式，都可以让准妈妈们比较顺利地完成产程。

孕晚期接近预产期的时候，宝宝的内脏和神经系统都发育健全了，肌肉发达，富有活力，对外界的刺激会做出反应，在胎动幅度和力量不断增大的同时，更能感知到母亲的情绪变化。如果你伤心失望流泪，宝宝也会感觉到忧伤难过；而如果你保持着开心和欢声笑语，宝宝也会在肚子里悄悄跟着乐的。为了生出一个健康开心的宝宝，一定要保持好最后阶段的良好心态，开开心心、快快乐乐地度过每一天，让宝宝有一个温馨的生长环境。

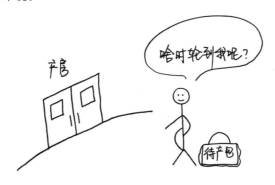

夜猫子宝宝

孕晚期的时候，你时常能感受到宝宝的小手小脚划过你的肚皮。可能他伸了个懒腰，可能他在打嗝练习呼吸，可能他蹬了蹬腿，伸了伸懒腰，有意识无意识地在肚子里"兴风作浪"。在医院住院期间，护士经常在做胎心监护的时候要求准妈妈听听音乐，特别是有人声的、节奏快的，能够让宝宝活跃起来。

一般来说，宝宝的活跃时间包括吃饭时、躺着时和半夜三更。白天当你忙起来的时候，他老老实实待着不乱动，而一到夜晚降临你躺下休息时，他就起来活动了。左踢踢右踢踢，或者手舞足蹈让你的肚皮起伏不停，活跃得让人睡不着觉。许多时候我企图通过轻拍肚子来安抚让他放轻松休息，然而并没有什么用，因为白天睡饱了的他在晚上异常活跃。到晚期宝宝形成了规律的生物钟，早晨六点半他就准时把我踢醒，开始打嗝和扭动。作为一个夜猫子，宝宝这个百灵鸟的起床习惯真是出乎我的意料。

到了晚期数胎动的时候实在是一个巨大的挑战。每个小时都需要数胎动，3次以上的胎动才是正常的。按照医生的说法，宝宝动得太多或太少都是值得警惕的。如果他疯狂地拳打脚踢之后突然沉寂不动了，那说明有危险，一定要及时去医院就医。然而我的宝宝似乎啥时候都在拳打脚踢动个不停，只要我一躺下就拼命踩着靠床的侧边肚皮，闹腾得厉害。倘若不动的时候，有时候半夜我醒来觉得他可能睡觉太安静，都忍不住担心地摸着肚皮，直到他踢了一脚表示"妈咪我还在呢"，才能安心睡去。

想要感受胎动的，除了你自己，还有你的亲戚朋友们。你会发现自己成了一个小小的移动"动物园"，大家都忍不住想用手感受一下你的肚皮，如果宝宝能配合地扭扭身，群众就会发出惊喜的感叹。通过这种方式，大家分享着你的喜悦，表示对我们人类又要迎来新成员的浓厚兴趣。每个人对于肚子的大小都有自己的看法，总有人说"哇宝宝都这么大啦"，可能是真的觉得大，也可能只是出于找一个感慨的理由，你大可以不必介意的。宝宝的大小取决于医生告诉你的数据，旁人的观点都不应该影响你的判断，宝宝的好动程度只有你最清楚。

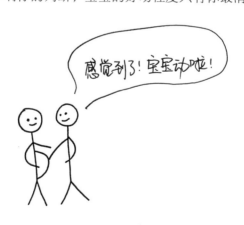

临近分娩的感受

分娩前冲刺的最后一个月终于到来啦。你准备好了吗？

首先，你会感觉自己可能需要驻扎在厕所隔壁，因为尿频随时都可能需要到洗手间解决。宝宝在逐渐下降入盆的过程中，不断压迫到你的膀胱，会让你的膀胱忍耐能力变得极小，只能靠频繁地来回于卧室和厕所之间。半夜就更忍不住了，膀胱一定会让你从睡梦中多次惊醒，起夜三四次是再正常不过的。

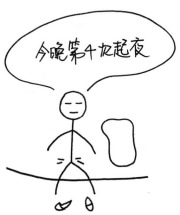

让你起夜的原因，不仅仅是你膀胱的呼喊，还有激素的作用和生理心理的巨大消耗。在最后这个月，你会比任何时候都

更加关注自己的身体情况和宝宝的胎动状态，不知不觉你的大脑就会活跃和紧张，让你睡得不舒坦。再加上喜欢在夜间活动的宝宝们在肚子里蹦迪，晚上睡不好也是很常见的。也许你原来睡眠都是深度睡眠，能够一觉到天亮，甚至闹钟都很难叫醒你，但最近这段时间你会逐渐开始熟悉浅度睡眠的模式，可能一个晚上会不断起夜。这种睡眠方式会持续到产后很长一段时间，长期成为妈妈的一种夜间模式，因为随时要关注新生宝宝的需求。有许多的情况都需要你变为一个夜行动物，哺喂小宝宝，安抚噩梦惊醒的宝宝，熬夜照顾患病的宝宝，抚慰睡不着的宝宝，都会让你形成新的浅睡眠习惯。

可能会有一些生育过的朋友告诉你，分娩的过程非常艰难，也会非常疼痛。这会让你对分娩有所畏惧，但就现代的医学技术来说，在医生护士的指导下，一般都可以顺利完成的。不论是顺产、打无痛针、剖腹产，都会得到很好的照顾，不需要自己担忧太多。你平时的焦虑和害怕，宝宝都是能感受到的，努力做一个勇敢乐观的准妈妈吧！

可爱的白衣天使们

对于每个母亲而言，都会把医院每个专业人士的话记在脑海里，毕竟医嘱是非常重要的指导，每个阶段都需要按照医生叮嘱的去做。多去几次产科，住了几天院，就会感受到产科的医生护士们都是挺可爱的人。每天都在为孕妇们排忧解难、解决问题的她们，虽然忙碌不已，但仍然会努力为孕妇们改善心情，让玻璃心的准妈妈们放宽心面对分娩的到来。

住院的日子总是忧心忡忡的，身边都是一些疑难杂症的孕妇们，大家都各有各的担忧。有由于太久没"发动"而住进来待产的，有由于高血压或者其他问题需要提早住院等剖腹产的，也有马上就要"发动"当晚就要生的。大家都挤在小小的医院走廊上来来回回走动，希望自身的运动能够让宝宝们积极起来。护士们对每个床位的人员进行详细的记录和安排，到时间要提醒孕妇们吃药，对于有特殊状况的孕妇要时不时做胎心监测，在电脑上做好所有人的情况录入，每天和医生汇报情况并一同查房，还有许许多多我们看不到的文案工作。孕妇们时常会担心自己的许多小状况，报备给护士们，她们都要事无巨细地进行回应，还时常需要安抚产妇的心情，给予鼓励和支持，真的感觉到她们是天使一般的存在。

在孕晚期快生的时候，我挺着大肚子摇摇摆摆地走进胎监室做检查了，先生留在外头和护士聊天。护士阿姨悄咪咪地说："你这肯定是个男宝宝，肚子尖尖的直往前长，不往边上摊开，我在这儿这么多年啦，啥也见过，没跑的。"虽然现代医院都不允许检测男女了，但这话题是个小小悬疑剧，不到最后生出来的那一刻永远是个有趣的谜题，家人朋友都忍不住来押个注，等待开奖的时刻看能不能准。虽然护士们见得多了，工作也很繁忙，但有这样的闲情逸致和准爸妈聊聊，让准爸妈们放松心态，令人感到非常有趣。

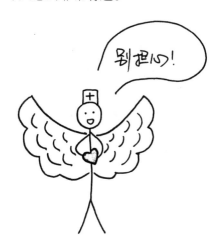

分娩记录

我觉得大概每个女人身体里都有一个疼痛遗忘调节器。平时我们没有感觉，但其实它每天都在平衡我们的感受。

《伦敦生活》中最为经典的台词中说道："女人的疼痛是与生俱来的，是我们生理上注定遭受的罪。例假痛、奶痛、产痛……贯穿一生都要承受，而男人则不用。女人周期性的年复一年的痛，我们的痛苦一直都在，等到你终于能接受它们的时候，绝经期终于来了。它是这世界上最幸运的事。虽然的确骨盆会塌下来，即使变得很精致也没人会撩你，但你自由了。你将不再是个奴隶，也不是一个生育机器。"

虽然我们并没有走到这一步，但它的道理质朴而简单。我们年轻的时候，因为生理构造，在婚恋中生育价值给我们带来红利，而同时育儿的任务也需要我们去完成。

女人的脑海中大概有一种遗忘机制。当我们生完孩子以后，那些痛楚都随着时间的流逝飞快地忘记了。再怎么努力去回想是怎样一种疼痛感，却怎么也想不起来了。大概是为了物种的传承吧，我们的身体调整机制如此。如果记住疼痛感而产生恐惧，对于再次生产就不利了。经过我非常努力地回忆，能回想起这样的一个过程，仅供参考。

23:00 我感觉有点不对劲儿，经过检查有些"见红"了，还略有宫缩的感觉。躺回床上后，和先生说："搞不好今晚开始快生了呢。"先生强作镇定地说："不一定呐，好多人都是见红后48小时才开始发动呢。"

24:00 宫缩的感觉越来越强烈了，子宫一阵一阵地收紧，好像痛经似的。从床上爬起来，开始收拾衣物和待产包，两人准备去医院。倘若知道接下来两天都因伤口的原因，只能躺着休息，不能洗头，真应该洗个头发再出发的！

1:00 到了医院，先生急急忙忙地冲在前方挂号和办事儿，我一摇一摆像只唐老鸭跟在后面走。快到住院区的时候，已经疼得需要站住深呼吸才能熬过阵痛。

4:00 在待产病房住下了，由于是普通公立医院，待产病房都比较满，四个产妇一间，用布帘子隔开，没有隔音。能听到隔壁产妇的哀嚎和丈夫安慰的声音。但给我安排的床位是靠近走道的，根据我之前的住院经历，这是最快要生产的位置。

5:00 先生呼噜呼噜地睡着了，阵痛好像一阵阵潮水涌上来，一波一波地让我疼得呲牙。不停地自我安慰、深呼吸，在潮水中间努力地平复心情，疼的时候看手机分散注意力，尽量不发出声音。护士交代道："惨叫对你没有好处，还影响别人心情，不如自己好好呼吸缓解疼痛。"

7:30 医生护士们开始早晨的查房啦，终于可以给我检查宫口情况了。护士询问了几分钟宫缩一次，并记录下来。然后拿了根凉飕飕的棍子器械内检，有点点疼。才开"一指"，我只能继续在病床上躺着休息，通宵未睡。

9:00 疼到全身发抖，好像有人拿着搅拌机捅进身子里，在把全部内脏搅和的同时，全身骨骼都咯吱咯吱响，身体要散架了。真是刷新了我对疼痛承受能力的峰值。这小家伙是在努力往外使劲吗？知不知道妈妈快疼晕过去了？

9:30　先生叫了几次护士来，护士总安慰说"你家是一胎，没那么快"。终于找到一个乐意检查的护士，一查发现已经开到三指了，立马推了个小轮椅来，让我坐上去。护士小姐姐一路小跑把我送进产房，移到了等待区的病床上。环绕着中心的护士站总共有八张床，每个人都在等着生产的那一刻。就十分钟的时间，医生判断已经开到"四指"了，说不打无痛针也很快就生完了，但我还是决定打无痛针，因为整个人有点熬不住了。

10:00　原本以为无痛针是扎在屁股上的，原来是"扎"在脊椎上的呀。医生在我阵痛发抖的间隙中扎好了针，给我挂上麻醉剂包，还给我一个手掌控制的小开关，只要按键就能释放更多的麻醉剂。我按了好多次，彻底不疼了，可算心情平复了！

12:00　突然间我的宝宝心跳慢了下来，慢慢降到没有心跳了！我疯狂按铃让护士来看。护士一看也慌了！护士长也来了！原来是胎心仪没贴好脱落了，贴上就又有心跳了，真是虚惊一场。

12:30　先生终于可以进来送吃的了，可惜扎了无痛针不能吃任何非流质的食物，只能拿着一小瓶鲜榨橙汁小口喝。终于有人陪我一小会儿，比一个人躺着盯着天花板发呆感觉好多了。

13:30　医生觉得我应该很快能生了，但又看我半天没动静，经检查发现我给自己麻醉药上多了。把麻醉药停掉后，逐渐感受到阵痛加强。宝宝快要出来了，于是我被挪到生产房间，只有我、一个医生和四个护士。

13:48 跟着医生说的节奏用力，放松，用力，放松，用力！经过配合口令的努力，医生终于把宝宝抱了出来，我可以低头看到她毛茸茸的小脑袋。护士抱去简单清洁之后，放在我身边的透明摇篮里面检查五官和四肢，测量身高。啊，她的每个手指头脚趾头真漂亮！看着她，我都忘记了自己的疼痛，只希望她一切都好好的，没有任何瑕疵。

14:00 医生继续为我处理伤口，宝宝由护士推出去见家属了，她的爸爸爷爷奶奶姥爷姥姥都在等着她。根据她姥爷的回忆，她一生下来见到大家就睁开眼睛，眼睛有神，眼神亮亮的，会滴溜滴溜地转，把所有人都看了一遍。

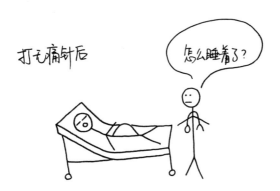

宝宝从身体中剥离的瞬间，其实在无痛针的帮助下并没有那么撕心裂肺，但在这之前"开指"的疼痛真实地令人感受到仿佛是把自己的全身骨骼肌肉拆开后又进行了重组，就仿佛自己也进行了重生。

　　这种如释重负的感觉，真是再好不过了。十个月了，每天都在期盼着，担心着，希望她能够健健康康地诞生。我们瞬间就爱上了她，自己的孩子真是怎么看怎么可爱。也许我们从她身上看到了自己的影子，也许她代表着我们在这个世界上留下了生命，也许她承载了我们所有人对未来生活的期冀。

住院的几天

住院期间，我侧切的伤口正在悄悄恢复。每天巡房的医生会来检查，说"没问题"，然后就让我继续休息。由于半夜总是频繁地喂宝宝，我的睡眠状态总是昏昏沉沉的，白天要抓紧时间补觉，在病房里感觉不知不觉时间就过去了。家人们在轮流陪伴我和宝宝，办理繁琐的出生手续，把之前准备的各种必需品从家里运到病房，给不方便行动的我擦身，看宝宝被护士每天抱去洗澡。每次睡觉之前，我都要看看身边那个玻璃小摇篮里安静沉睡的宝宝，自己才能放心睡去。

出院的过程其实充满了不舍。在医院的病房里，你能知道随时都有护士和医生在观察你伤口的恢复情况，随时做出应对。宝宝也能随时获得检查，如果你觉得有什么不对劲的地方，能够第一时间获得反馈。比如你觉得宝宝是不是鼻子塞了，叫个护士过来看一看，就能知道他是不是都安好。我在住院期间还听说，隔壁病房的邻居宝宝眼睛逐渐变紫了，情况在不断加重，护士们都得及时过去处理情况。刚出生就遇到这样的坎坷，还好在出院前就被及时发现了，只能希望宝宝能够第一时间得到医生的救治，让病情早日好转。

其实出院以后才感觉，在医院坐月子还挺幸福，有护士帮忙清洁伤口涂药，宝宝随时都能被检查是否健康正常。但回家就不一样了，医生和护士环绕的安全感不在了。你会感觉所有的事儿都落到了自己头上，医学上的帮助将变得不那么便捷。家人每天忙着家务都手忙脚乱的，还能对她的所有健康状况判断是否正常吗？如果有一点小的不对劲就要跑医院，可是个耗时耗力的事情。就算是月子中心，有专业的通乳师和护士们，也总感觉她们不如医院产科的医生可靠。就算社区里有社康医院，让还不满月的宝宝排队与大人们、老人们一起看病也有很大的疾病传染风险。

这时候只有自己开始逐渐掌握一些基本的医学知识，对宝宝轻重缓急的情况有自己的判断。轻微的情况是不需要去医院的，例如偶尔咳嗽几声并不是她感冒或者肺炎了，可能只是宝宝咽口水的时候呛到了自己；或者是轻微的鼻塞不代表就着凉感冒了，只是功能不健全，需要帮她清理鼻子；皮肤上长一些包包并不一定就是长久性的皮肤疾病，而只是穿多了衣服引起的热疹或湿疹，只要多抹润肤霜就会好的……

对于新手妈妈来说，但有些情况是可以自己处理的，不需要太过担心，但是每一个小情况都要引起重视，如果自己解决不了就要及时到医院寻求医生帮助，千万不要错过了最佳的治疗时间。

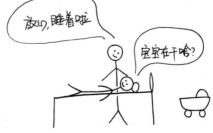

与你想象的不一样

孕期的形象管理还算比较简单的，生产之后才是巨大的考验。经历过体力和精力的消耗殆尽，你会对着镜子中的自己惊呼："我怎么一夜之间变老了这么多！"

当然身边爱你的家人会说，别想得那么严重，你还是挺好看的，只是气色差了一些，休息好了就会恢复如初。然而残酷的事实是，你说得没错，你就是变老了这么多。研究表明，每生育一个婴儿，女性体内的胶原蛋白就会流失30%，你需要在产后一年通过食疗等调理方法把胶原蛋白慢慢地补回来。所以刚刚生产完的自己，肯定是疲惫和困倦的，流失了胶原蛋白的沧桑感会吓你一大跳，好在这一切都还是可以在漫长的恢复过程中弥补的。

脸部和颈部的变化，仿佛不是健身可以恢复的了。由于哺乳睡眠的不规律，不可避免出现了两个大大的浮肿的黑眼圈。这大概需要我多增加一大笔预算买眼霜保养了。颈纹就好像爬藤一样爬满了脖子，这是脸色再棒也掩饰不了的痕迹，大概从此粉底液要抹满脖子才能够遮盖完整。这些小小的变化就在岁月的缝隙中悄悄地蹑手蹑脚地爬上你的脸，等你突然在镜子中看到自己有所不同，惶恐中，你就会疯狂地购买护肤品和接受美容院的治疗疗程。我身边连没有生娃的朋友们都开始了医疗美容之路，讨论着美白针、热玛吉、玻尿酸、羊胎素等，而我还在落后地依赖于护肤品，希望通过每天不懈的努力可以维持住皮肤最好的状态。通过她们的科普，我才了解到热玛吉技术是可以进行颈部修复的，还有专门的颈纹填充"嗨体"项目，现代医美技术真是爱美女性的救星啊。

抱睡宝宝是一件非常考验身体状况的事儿，首先你的手臂力量要足够好，肱二头肌和肱三头肌都能承受住宝宝全身的重量；放下的过程中你的马步要蹲好，才能够支撑你的上半身前倾放下宝宝；最后你的腰腹力量也需要好，好的腹肌和背肌是保证腰部不会长期劳损的根本，必须全身稳稳地进行慢速移动，否则很容易在放下的过程中宝宝就惊醒了，那就"恭喜你"，哄睡进度由90%返回0%，需从头开始又一遍的哄睡。

我们每次看到母婴类产品和广告，总有穿着淡雅颜色衣服的母亲充满爱意的看着怀中微笑的婴儿，看起来和谐而优雅，或者是一身辣妈打扮，和可爱的小姑娘穿着母女服，或者和小男孩一起穿着炫酷的嘻哈运动服。而现实是，生完孩子之后的时尚，只有宽松的月子服和瑜伽服。

在家里每隔三小时就要袒胸露背的情况下，你会发现所有的套头衫都对你很不友好，侧开的哺乳服才是你的朋友。可能你还会面对泌乳素带来的突然困意，随时需要到床上倒头便睡，紧绷绷的裤子都是不合适的。你面对的无非是与你一起照顾宝宝的亲友们，他们都与你朝夕相处再熟悉不过，你穿什么在他们宽松的标准面前都是可以接受的。在宽宽松松的家居服中，让人逐渐丧失了工作中那种随时需要与他人商谈的状态。

这样的状态可能几个月可以忍受，但还是避免不了想念在工作状态下发挥知识和特长的自我。

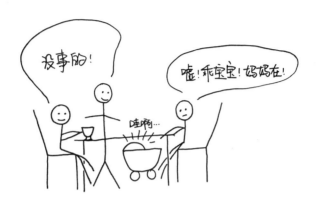

曾经我是一个非常爱安静的人，我认为公众场合就应该是一个愉悦而较为安静的环境，如博物馆、图书馆，或者小咖啡厅那种悠闲惬意的氛围。如果我在一个餐厅用餐的过程中出现一个哭闹不止的婴儿，我大概很难控制自己不流露出一丝丝的不满，希望他的家长可以及时哄好宝宝，控制他们的音量。你会发现，电视上满脸幸福遛宝宝的温馨画面都是美好的假象。带娃的日子里，更多的是手忙脚乱、身心俱疲、眼花缭乱……你才明白，带着孩子出门，要维持祥和美好的姿态，是多么不容易的一件事。现在想起来从前的自己对公众场合的父母们的要求真是过于苛刻了，因为只有为人父母才能够真正体会到其中的滋味。宝宝还没有语言能力，没法进行交流，许多时候他们哭是没有理由的，他们可能只是单纯的心情不美丽了，有时候大人的安慰也不能让他们平静下来，有些时候只是他们对外界更加敏感而造成的，并不是大人做错了什么让他们哭闹起来。家长们迫于身边人的压力，总会迫切地阻止自己宝宝的哭闹，往往又会因为内心的焦虑，而没法让宝宝听话，产生对自己当父母的无力感。所以在公众场合，如果你身边有一个哭闹不止的宝宝，请对他们的父母宽容一些吧，善意的理解能够缓解他们的焦躁。

宝宝出生以后的世界

生育宝宝是每个母亲最重要的一个人生转折点。在这之前我们的社会身份主要是一个女性，而这个转折点之后就是一个母亲了。作为一个母亲，对于宝宝有着天然的职责，会逐渐感受到自己对一个小生命富有多么重要的意义。

宝宝出生的时刻，作为母亲，我最大的感受是希望宝宝一切都健康安好。虽然在孕期内进行了完整的产检，但是依然有小小的担心她是否一切都是完美的。

护士们把宝宝放到我的身体上，进行抚触和哺乳练习，人生第一次有了作为母亲和小宝贝的接触。感受到宝宝小小的身体在自己身上，有一种特别受到依赖和信任的情感在涌动，无论是亲情友情爱情都远不及于此，因为两个生命的联结从来没有比这更加强烈过。大概从那时起就感觉到自己母性的苏醒，仿佛是自己延续的小生命体，需要自己用生命去尽力养育。曾经再自恋而任性的女人，也会对自己的孩子特别珍惜。

新生儿的第一个月是极为艰难的。因为宝宝的胃容量小，每次能喝的量有限，每隔一会儿就需要母乳喂养，最频繁的时候半夜每隔一个小时就要喂养四十分钟，整个人都浑浑噩噩睡眠不足，还需要大量地补充高蛋白食物以保证奶水的质量。坐月子可以按照科学坐月子，也可以按照传统的方法来，有非常多的禁忌和讲究。所谓月子没有坐好，落下了病根，是中国人常见的说法。在月子期间，每个人都有自己的选择，但不变的一点就是哺乳和补觉的辛苦。一个曾经常年睡六到八个小时整觉的年轻女子，需要突然适应整个晚上起来四五次，实在会令人精神崩溃。缺乏睡眠让人无精打采，反应迟钝，整个身体都要适应全新的生物钟和进食节奏。其实在孕晚期孕妈就容易半夜惊醒，身体已经提早地为哺乳做准备了。

在孕期的时候，准妈妈们可能会有相似的共同感受，对于将出生的孩子有着同样的期待，一切都是忐忑和未知的。出生之后，每个宝宝的习性千差万别，有些活泼爱闹、精力旺盛，有些乖巧可爱、睡眠规律，各自有各自的生物钟。当真正成为妈妈以后的交流，比孕妈时期还要更加有同盟战友的惺惺相惜。宝宝像是一个巨大的任务，我们都是在升级打怪的小菜鸟们，有些时候需要互相交流经验心得，或者有高手领路，才能更容易过关。新手妈妈们经常会手忙脚乱，而二胎妈妈们就能轻松应对，有时只言片语的指路都是至关重要的。

前三个月宝宝长得特别快，眼看着她从衣服宽松填不满的小小躯壳，长到衣服紧巴巴的扣不上扣子，变化实在是快得惊人。在成人的生物钟里，很难感受到时光的流逝，因为相比于曾经过去的二三十年来说，几个月时间的流逝已经很难感受得到。有些时候虚度光阴而有所不知，也许每天起来都要面对工作和生活的压力，人生有时候处于低谷期，每天醒来都要面对不情愿的场景和任务。宝宝则不同，他的每一天都是全新成长的一天，每一天都会比前一天有所变化。宝宝的降临赋予了时间新的意义，他的人生岁月才刚刚开始，他还有那么多人生的可能性，每一天对他来说都是全新的。宝宝两个月后开始会有意识地微笑，而早晨起床的一会儿是笑容最为灿烂的时刻。也许他知道有美好的阳光照耀着，一切都会是令人愉悦的。对于宝宝来说，就是无忧无虑的全新一天，每天早晨都是发自内心的高兴，再糟糕的心情，在宝宝的笑面前都会化为乌有。

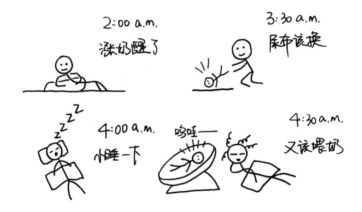

给宝宝起个可爱的名字吧

中国人的名字现在越来越复杂了，首先得有一个大名，男生叫起来响亮大气的那种，一喊就极有气势，而女孩名就要富有意境，名如其人，符合宝宝本人的气质。一个好的名字，按照中国的习俗，要弥补五行，平衡八字，矫正气质，给宝宝补充必要的元素，让宝宝一生更加顺风顺水，还带美好的愿望、期待、寄托。为此，作为一个操心的妈妈，查阅了各样的词典，字义引经据典，选字要普及易读好记。我还翻阅武侠小说寻找灵感，想能给宝宝起王语嫣一样念起来就自带仙气的名字。毕竟，名字里出现一些霞啊花啊的，实在是有点更早年代的遗风。另外，还要特别谨慎用流行字，例如梓、萱，重名率太高了也是要不得。音节的发音也是有极大的讲究，发音好听旋律优美也是必要的，字体结构要平衡，落笔要优美，这真是一个复杂而面面俱到的过程。

其次得有一个乳名，幼年时段叫起来要特别可爱受欢迎，最好也能和大名有些联系。当然有些地方因习俗问题，认为叫得越通俗孩子命越好，于是就有了一些狗蛋笨牛等自带喜感的乳名。但现代的孩子们，小名要是不够洋气好听，又会担心他在幼儿园遭到小朋友们的嘲笑，还得想得清新脱俗一些，避免与他人重名了。

近年来，还兴起要有个英文名，也是必须要特别的，那些英文书上会出现的大众名是不过关的。寓意一定要优雅深刻才好，比如什么Amber，Venus，若是能与古典众神扯上点关系就更棒了。

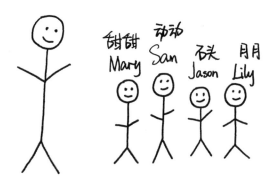

第三部分

区域房产
生活环境

无论是一个女人，还是一个家庭，发展得更好、物质条件更充足、经济早日实现财务自由，都是我们的共同愿望。同时，这是社会和经济不断发展的动力。在我们住房的选择上也是同样的道理，例如住在别墅中，楼上楼下都是电梯通行，安静的地下室可以自由安排功能，宽敞的花园可以种植花草，闲云野鹤式的生活让你身心放松。但住了几年后，你又会怀念起都市的繁华，想要有一个楼顶的复式，有可以直接看见星空月亮的游泳池和天窗。住久了复式，你又不想每天上上下下了，因为孩子老人都来同住，你会觉得还是有一个大平层住着舒适。

所以我们的欲望到底什么时候才会终结呢？一生中有几套房子才能满足我们的需求？我们的需求随时在变化，而实际上，对孩子最实用、性价比最高的房子，是需要我们花最多时间和精力去考量的。

在孩子到来的过程中，我们会遇到许多的困境，特别是物质与经济方面的。或是日常消费逐渐有压力，或是家中的空间不够大，或是原有的住房都不再适合居住，或是有长辈或者保姆入驻而空间需要重新分配，这些都需要我们动用家里所有的财力物力去创造新的条件。在这一点上，作为一个深耕城市住宅的建筑设计师，我希望能够给出有意义的建议，让母亲们在家庭决策中，能够提前一步规划，为整个家庭寻求最佳的选择。

安居问题

美国电视剧《黄石》里面的家族老父有一次语重心长地说道："当你成为一个家长的时候，你思考的应该只有未来。"一个孩子的到来，会让你认真地思考你能给他的未来创造什么条件，他会从什么样的起点出发，以后和同龄人相比他会处在哪个层级。人类生存的基本需求包括"衣食住行"，其中最迫切的事情，应该就是安居问题。

这种安家落户的迫切性和必要性在城市更加明显，在中国不断加速的城镇化进程中，伴随着城市群的聚集效应，珠三角、长三角和京津冀都在成为人口大量涌入的大都市群。在这样的背景之下，大城市中绝大部分都是外来人口，真正的本地人则数量有限。根据2019年的全国人口净流入数据，排名前三，也就是人口流入最多的省份中，第一名是浙江，第二名是广东。南方城市的新鲜空气、温暖气候和美好环境都吸引着北方人前来居住。为了让孩子们多晒晒太阳，为了没有空气净化器也能自由呼吸，为了不需要排上几十年才能搞定户口，为了更加舒适的租房环境，深圳崛起成为新一代最有前景的移民城市。自然环境好，经济活力强，政府政策友好，融入成本最低，这样的深圳着实是吸引人来发展的好地方。

　　大家在刚开始安居的时候，都会选择以租房开始，等资金充沛的时候再考虑买房。然而租房的不确定性太大，完全要看房东的安排，时不时需要担心被要求换房。提前结束租约，又要找寻下一个住所。每次租房的搬家不仅要折损房租成本，还要前前后后耽误精力，找房、签约、打包、搬运、打扫、整理，这些零零散散的事务往往要折腾半个多月才能完全整理完。而且忙完这些事务会损伤元气，更多的时候是其中面临的困难太耗损心力。找个靠谱的租房中介，值得信赖的搬家服务商，方便地收纳整理所有东西，都不是那么容易的。

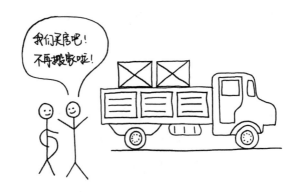

　　家是我们生活的中心，也是我们的避风港，是我们经历过所有社会活动之后可以休息的地方。只有在家里，我们才会真正"做自己"。家是我们人格的源泉，是我们生根发芽成长的地方。孩童时期在家中玩耍、做梦、与家人嬉戏，青少年时期在家整备好才出门冒险，而成年时期建立自己的家庭，生儿育女，开创自己的事业。家是我们生命的基础，是分享美食的厅堂，是安静学习的书房，是家人倾诉梦想和建立传统的地方。有一个好的住所，让我们落地生根，是所有人的共同诉求。

为孩子们创造一个稳定住所的愿望，是所有人都希望达成的，是购房才能满足的，租房对于绝大部分人来说只是一个临时性的选择，而真正的安家落户永远都是通过购房来完成。

都市中成长的孩子

理想中的遛娃，大概是在风和日丽的艳阳天里，推着婴儿车哼着小调儿，让车里的宝宝享受天朗风清、阳光明媚的美好户外景色。

现实中的遛娃，大多是在拥挤的街道、嘈杂的街铺、川流不息的车辆和行人中穿行。很多时候，购物中心的超市才是最佳的避风港。

我们经常会觉得，城市内噪声特别大，有许多潜伏的危险，空气污染比较严重，让人感觉郊区和乡村的空间更加舒适，也许更适合孩子的成长。我们感叹道，如果真的可以像一些美国人那样住在郊区，有更为宽敞和宜人的生活环境，是否能够更促进孩子的健康发育？但实际上，城市研究学者们认为，城市的孩子更富有创造性。弗伦斯堡欧洲大学的教授杨·埃尔霍恩说："孩子有突出的开发游戏和活动空间的能力。"我们应该相信这种看法，在城市中各级社区都为儿童提供了享受城市和社会资源的机会，设立儿童自由活动的空间，也能保护他们的聚会场所。例如在伦敦，有许多小的公园，都会有一部分区域设计成滑板运动的场地，有特定的地形起伏，并且可以让孩子们涂鸦。我们国内城市的小区活动中心，还可以遇到其他的社会群体，例如老年人。孩子们有了活动场地以后，还可以一起训练乐器、组建乐队，成为兴趣小组，一起做自己喜欢的事情，激发创造力。

城市能为成长的大脑提供更多的教育和个性方面的发展。更有学者认为，孩子应该积极融入到城市的成年人世界中来，成为很多事情中的一部分。例如社会学教授理查德·桑内特说："人们为孩子设计的许多空间把孩子远远地隔离在成年人生活的挑战之外，从而阻碍了孩子的发展，因为没有人给他们示范如何处理复杂的事情。"

但孩子们如果太小就置于城市街道中，是没有必要的。一般来说，他们在6岁以后就开始意识到什么是有危险的，能够熟悉周围复杂的环境，可以开始去适应复杂的城市街道环境。

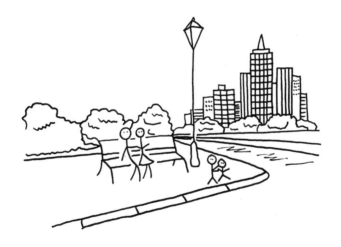

了解居住的社区

有一个社会上认可度较高的结论性认识是：以自住的需求为主购置房子，应该按照年龄区间来买房。25~35岁这个年龄区间买房子，要尽量靠近公司；35~45岁买房，要靠近良好的教育资源；45~55岁买房子尽量靠近父母，方便照顾他们；而55~65岁买房，就应该靠近医院了。

如果是在大城市，置换一套大面积的房子成本是很高的，35岁再换房的难度不小，因为可能房价已经又上涨了。因此很多人就会考虑将25~45岁的需求合并，提前购置合适的育儿房子，带有合适的学位，足以让孩子住到高中毕业。

良好的社区环境是居住质量的重要保证，我们在年轻的时候总是会认为选择并不难，到一个新城市可能会简单地按照自己的工作地点和经济情况选择租房，但是真正走到育儿的时候，在住房选择上应该考虑的内容逐渐复杂。因为我们不仅仅要满足成人的居住需求，还应该考虑从婴儿到孩童到青少年的整体的需求。相比于成人的需求，我们应该让自己家人住得更好、更舒适、更安全，多方面地满足居住需求。我们会更注重住房质量的改善以及社区共享的资源，那么这些影响我们孩子生活质量的资源应该如何去界定和判断呢？

根据陈淮的《广厦天下》，社区共享资源大致可以分为四大类：基础资源、环境美化资源、福利性共享资源、配套服务资源。在此我用通俗易懂的语言讲一讲这些资源对我们日常生活的影响。

第一类是基础资源，例如道路、停车位、电力通信设备区域、必要的减防灾措施等。由于历史的原因，早年的城市小区的规划设计并没有考虑到机动车的发展如此迅速，设计的道路狭窄，预留的公共空间太小，消防车和急救车因道路不畅而开不进去的情况常有发生，造成社区的安全隐患。还有许多楼盘开发较早，管理不正规，楼群过密，停车位不足，每天下班要赶紧抢占停车位，居住质量并不理想。

第二类是环境美化资源，包括绿地、花坛、水面、建筑物的统一格调、带有装饰性的公共照明设施、小区配置的观赏性雕塑以及收集垃圾废弃物的保洁设施等。大家共享绿地的效果会比分散的私人花园好得多，而维护这些都需要成本。可能我们自己居住的时候没有这个需求，在家里宅着看电视玩手机就度过了夜晚的时光。但有孩子以后就不一样了，孩子们对于户外活动绿地的要求是很高的，他们日常活动都需要开阔的绿地和鲜艳的花丛，这对他们的身心健康非常重要。所以环境美化资源这个方面，每个父母都应该重点考察。

第三类是福利性共享资源，例如健身设施、小广场等公共服务空间、小区会馆、公共泳池等。这些设施具有公共性，而建造较早的小区由于设计理念较为陈旧，很少有配备。因此，在条件允许的情况下应该选择房龄较新的小区。小区的福利性共享资源开始向"软资源"发展，例如组成自己的球队、合唱团、互助组织、业主交流等，都会改善人们的居住质量，创造对宝宝更为安全友好的社区互助环境，让左邻右舍的叔叔阿姨们发挥自己的特长。

第四类是配套服务资源，包括商业、教育、医疗资源，以及劳务型和服务性机构的存在。例如社区服务业的发展可以提供生活的便利性，在小区内有一个便捷、方便、价格低廉、菜品新鲜的超市对于整个小区都是非常有必要的。如果因为种种原因这样的超市不能长期开业，那么对于日常生活会造成很大的困扰。社康诊所的设置也对生活有很大的影响，家人有什么小的病症都可以及时得到医疗帮助，而无需奔波至大医院治疗。

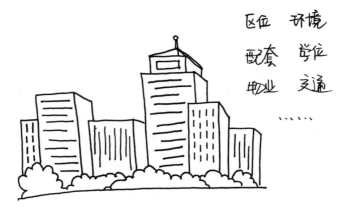

配套服务资源还包括小区的物业管理。在住宅中，社区里儿童的游戏场地都是宝宝们日常活动的地方，他们会有大量的时间在室内和室外的场所活动。居住物业的选择对于儿童生活质量至关重要。

在安全方面，为了保证场地和游戏设施的安全性，物业需要每天检查活动设施的细部构件，做好详细记录，对值班人员进行登记，一旦损坏要及时进行保修。另外，我们应该注意儿童设施的卫生和健康，对儿童活动场地及游戏设施进行清理和消毒，以保证儿童日常接触器械的卫生，这样宝宝才能放心地使用器械而不担心接触病菌传染。好的物业还会对儿童应该注意的危险区域进行标明，设置安全护栏，让儿童远离容易发生危险的水池等区域。此外，儿童活动场地也应与成人的器械分开，不同年龄段的游戏设施分开设置，以免不同年龄的孩子们互相冲撞。

选房考虑步骤

根据2020年4月23日，58安居客房产研究院南部分院统计显示，一季度粤港澳大湾区内地9城购房用户特征方面，女性购房者占比反超男性。从年龄段分布看，青年置业占比超8成，其中20~30岁的人占比较大，其次是30~40岁。青年已经成为粤港澳大湾区置业的主力人群，而女性购房的比例逐渐上升。女性购房者在买房考虑的因素中，相对价格和生活配套，她们更加注重地段、交通、环境、学校等。

未婚女性和已婚女性的购房，诉求是不完全一致的。对未婚女性来说，购房更多的是让自己有一个固定的居所，对自己的财务进行管理，保证自己未来生活的质量。而已婚女性更多要考虑家庭的影响，特别是为孩子们考虑。在地段上，应尽可能兼顾家里所有人的通勤，在社区上，要有完整的小区环境和合适的学校。

当女性在家庭购房中有越来越大的话语权，我们作为女性是否应该具备更加完备的选房知识呢？我们要如何在房产销售和二手中介的热情推销中，找准真正符合自己家庭的需求？在市面上有这么多的楼盘，我们如何能够甄别哪个小区是真正适合孩子健康成长的？

　　房产对于每个家庭来说都是一笔不小的支出，一旦做出这个决定，全家人的资金都需要调动起来，接下来多年的家庭生活环境也会因此改变。能够在考察的楼盘中做出最优选，是一件非常重要的事情。作为女性，更应该学习为儿童挑选房屋的技能，在未来的生活中尽可能减少置换带来的时间和精力消耗。

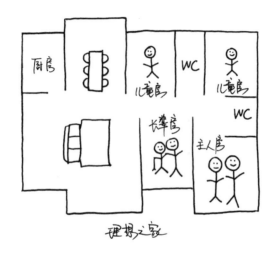

　　在房屋的选择上，应该分四个步骤进行。特别是对于有孩子的家庭，应该对重点的问题进行特殊考虑，因为在这方面的日常使用需求比其他家庭要高。

　　第一步，选择区域。包括社区的选择，例如小区的地理位置条件、整体定位、未来规划、所属社区。对小区内部，还应该考虑小区内的景观设计、物管情况等，都会对孩子的日常游憩造成很大的影响。

　　第二步，选择房屋形式。是选高层建筑还是低层洋房？日照如何？朝向如何？未来周边是否会有新建建筑的遮挡？

　　第三步，对户型进行挑选。都是几室几厅的？户型是否合理？空间是否完美利用？哪一些房间拥有好的日照？未来是否有可以调整的空间？

　　第四步，对室内布局的设计。每个房间应该如何布置？儿童房如何装修？是否能够给孩子创造好的家中活动场地？

　　第五步，选择适合自己的购买方案。是否能够全款购买？要不要向银行贷款？有没有公积金可用？选择哪种还款方式不会对家庭造成经济压力？

孕产影响的房产选择

首先，是小区的选择。在孕期当中，最主要的活动方式就是散步，特别是孕晚期，不能进行较为激烈的运动。小区内如果有绿化场所，特别是规模较大的小区，有较为完善的绿道，可以供孕期进行散步、休憩，就再好不过了。如果住址毗邻公园，也是不错的选择，宝宝会有宽敞的户外活动场所。从家庭角度出发，选择这样的空间，对于孕妇是较为有利的。应该避免仅有单栋住宅楼的小区，以免需要离开家附近才能到达散步的地点。若周边环境较为杂乱，例如有工厂、长期施工场地、垃圾处理站、变电站等，则对空气污染较大，不利于孕妇生活。除此之外，人流量大、商业活动过于丰富的邻里环境，往往容易发生事故，也是较为不利的，应慎重考虑。

其次，是对于户型的选择。对于几梯几户的选择，每个家庭都会按照自己的经济条件进行选择，租赁或者购置自己心仪的楼盘，但有几种类型的房屋应该慎重考虑：

一是复式户型，在室内需上下楼梯通行，对于孕妇来说较为不便，应该提前进行考虑。如果实在需要选择复式楼，楼梯一定要装好扶手，以保证安全。孕期对把控身体平衡的能力相较于平时会有所降低，应该尽量减少上下楼梯带来的安全风险。

二是房屋性质问题，许多公寓性质的楼盘不带儿童公立学校学位，对未来宝宝的上学会有一定的影响。除非已提前做好学位的安排考虑，否则不建议优先考虑公寓房。

另外，还应该在房屋质量和年份上进行认真筛选，如果是太老旧的房屋，例如建造时间已经十年以上，那么房屋是需要进行局部翻修的。而房屋的翻修带来的气体、噪声污染都会对准妈妈们不利，应该尽量避免。针对建筑建造质量和物业管理不佳的房子，或者曾经的租客生活习惯不佳而造成的损耗，都需要注意是否需要翻修，并合理安排翻修与入住的时间。

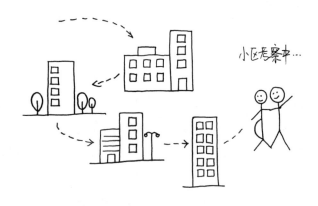

未来即将会有孩童成长的房子，注定会有育儿帮手的进入，例如双方的家长或者保姆。在可能的情况下，我们要为他们创造独立的睡眠空间，在客厅里铺临时用床不是长久之计。在户型的选择中，在预算有限的情况下，应该尽量选择小面积多个房间，例如小面积的三房使用的便利性优于大面积的两房。有一些面积特别小的房间也不要紧，它在宝宝出生后能够起到非常重要的作用，可以作为保姆房、儿童房、书房等。

　　儿童房的尺寸和朝向也是应该在购房初期就考虑的问题，房间的面积并不是越大越好。10~15平方米的小房间会比较合适，太大的空间容易造成空旷、孤独的感受，并不利于儿童成长。朝向上应该根据当地的气象特点，观察周边楼盘对房间光线的遮挡，选择阳光充足的房间。只有充足的阳光，才能让宝宝们身心健康，茁壮成长。

　　最后就是整个房屋最细部的收纳和整理问题。每一个准妈妈都可以花一些时间学习收纳整理知识，并且在装修阶段就做好充分的设计准备安排，因为未来在家中的物件将会逐渐增多，不进行系统的整理将会使房屋本就有限的空间显得更加拥挤。例如可以提前预留好整面墙收纳柜的设计，以免将来添置时需要进行大的翻修改动。

如何选择适宜未来亲子教育生活的小区？

　　根据欧洲以往的城市发展经历来说，许多的城区建设将会造成不同阶层在空间上的隔离。那么在中国的城市发展当中是否也会有这样的现象呢？我们是否选择了不同的社区，就是为孩子选择了不同的阶层呢？其实这在中国城市暂时是一个难以定论的问题，我们的城市化进程中，每个小区的形成主要和政府区域规划、建造时间、楼盘定位等有关，但整体呈现城市土地混用的现象，没有非常明确的区域分割。例如在深圳白石洲地区，小区都是200多平方米的大户型且总价超2000万元的楼盘，对面却有着一个庞大的城中村。我们的社会分隔和空间分隔没有非常明确的联系，对于学区主要是通过小区的划片来进行分配的。

　　如果我们和国外进行对比，就会发现许多的不同。国外的社区形成过程中，许多住户会影响他们的朋友在同一地区安居，他们对于自己的邻居有一定的影响力和发言权。例如在美国城市，一些爱尔兰人或者意大利人会在一些社区内聚集，他们是互相介绍工作而移民的。在高级公寓中，则聚集了更多的精英阶层，管理处会对所有的业主进行统计和背景调查，经过管理处的审查和业主委员会的批准才能顺利入住。而中国的社区管理并没有精细到这样的程度，很多时候我们的邻居主要取决于房屋购买力。处于隐私的保护和统计的困难，我们也不知道隔壁住的人是什么背景，从事什么样的工作，家庭情况如何，这些都是我们不得而知的。

然而你的社区中的邻居将会很大程度上影响到你孩子未来的学业。例如在一个父母素质整体较高，均为高知群体的小区范围内，孩子小学阶段的成绩将会由于班级整体水平较高而受到积极影响。很多时候我们过于关注于学校本身的名校光环和师资条件。但假设有一个在高科技创意产业园边上的楼盘，它本身的学位配套条件较差，但是你可以预见到的是从事高新技术企业的整体人群教育水平较高，他们对孩子教育的投入会更多，因此未来他们的孩子的竞争力会比其他地区的更强。同样可以在教育上提供非常有力支持的还有高校老师们，例如某某大学附近的小区会有大量的大学教授居住，他们对孩子的教育也是非常重视的。选择这样的社区，你也可以保证孩子在一个非常富有竞争力的学校内进行学习了。

这是一个理想化的想法吗？其实已经有成功的案例了。近年在上海出现了两个异军突起的学校，分别是张江中学和七宝中学。他们在20年前就是城乡接合部的普通中学，教学质量非常一般，但他们是如何成为一线名校的呢？当年，张江软件园是码农集中区，七宝是浦西低价房集中地，但有一号线地铁站交通优势。他们吸引了大批的985高校毕业的家长在附近安居落户，优质学霸家长大量聚集。这些家长们在学生时代都是成绩优异的，他们把全国各地精英的中高考实战考试方法教给了自己的孩子，让两个学校逐渐成为了耀眼名校。而同时，一些传统名校因光环太大，受有钱有地位的家长等的影响，多人求进入，私教也开出高价，逐渐受市场化影响，对考试重视程度下降，生源质量也逐渐受到影响，就不再有曾经的光环了。

再比如珠三角因为人口流入大，教育资源供应压力特别大，在有限的教育资源下，大家都想为自己的孩子争夺好的学校。家长们认为是名校师资力量有保证，管理比较严格，所以挤破头也要去买学区房，造成了学区房价的不断上涨。

因此，如果传统名校周边的学区房价格非常昂贵，如果很难在经济上负担进入这个学区，也可以选择去聚集技术型白领家长的社区，他们会一起营造一个"名校"。

在选择学区房时，简单地对现有学校的分数排名进行研究是不够的。从长远的角度上来讲，应该考量的是整个社区的发展状况，这要求你有更好的大局观，对于城市的地区和未来发展有更好的把握。当你处于一个整体教育水平较好的社区，就可以为你的孩子创造更好的教育条件。很多时候我们会看到一些社会现象，例如某一些小区的家长们通过互相激励、协助育儿，希望能够一起让孩子的成绩得到提升，而促使学校的中高考成绩变得更好，再进而带动房价的提升。其实这是一种非常有趣的现象，说明父母的整体素质可对学校成绩造成可观的影响，而学校优秀的升学成绩又将反过来对该地区房价有拉升的作用，使居民的资产价值提升，进而形成一个良性循环，使这个社区变得更加有优势。

此外还有一个小建议，住宅房之所以优于公寓房，在居住使用上并无太大差距，最主要的是在于他们的配套学区价值。如果爸妈们想要提前为宝宝们准备好，就应该在购房或者租房月份上有所了解。每年的5月份之前应该尽快落实好房子的学位，并且在9月份让孩子顺利入学。在购置房产这个过程当中，应该卡准时间点，让孩子更顺利地进入理想的学校。

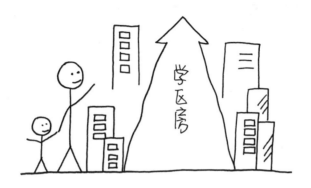

怎样选择一个宝宝喜欢的活动空间呢？

无论是在孕产过程中还是在育儿过程中，我们都需要找一些特殊的活动空间以满足人生特殊时期的需求。我们应该考虑的不仅仅是表面的设施是否完善，是否对所有人开放，等等。例如作为孕妇，准妈妈们肯定不能去许多年轻人骑着滑板飞快穿梭的公园，否则很容易发生碰撞和意外。孩子们也不可能到人来人往的办公场所中的小公园去玩耍，因为这种功能性的公园主要不是服务于儿童游乐的。我们应该选择的是针对育儿人群的活动空间，它可能是小区内部的一个小小游乐园，也可能是一个糖果厂改造的主题公园，或者是一个富有童趣的生态公园。这些针对儿童人群建设的小型公园，能够满足游戏和活动、交流需求，也能以适宜的空间尺度保证孩童的安全。

针对孕妇和儿童，特殊的景观设计应该着眼于如何创造一个社区与城市共享，满足不同人群活动需求的公共空间，包容所有的活动形式。无论是周边的居民还是社区内的居民，来到这个活动空间都犹如来到了一个主题乐园，可以在这里感受多样的空间氛围，进行丰富的体育活动。

针对儿童的游乐空间，应该有一定的封闭性，也就是说小区内应该有一个安全、围合感强的空间，为儿童营造适合成长发育所需要的锻炼场所。这样的空间家长们能够比较放心，孩子们在奔跑玩耍的时候有范围限制，而不至于因范围过大而造成看管困难。

对许多孕妇和家长们而言，在陪伴等待孩子玩耍的时间内，有一个交流的场所很重要。因此，在儿童游乐空间的附近，应该设置足够多的休息区域，提供人与人可以围坐交谈的地方。

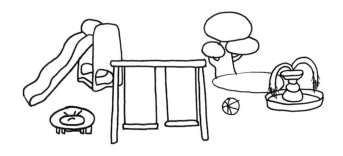

小区布局选择

在条件允许的情况下，尽量选择人车分流的小区。现在许多新的小区都采取了人车分流的设计方式，车辆在进入小区时直接进入地下室，保证居民安全。这样的设计对孩子拥有完整的户外活动空间非常重要。另外，小区内还有一些针对儿童需要考察的具体情况，包括：

一是看儿童路线的设置是否合理？观察小区内有没有设置专门的儿童路线，例如用不同颜色的铺地和色彩斑斓的路线指引，让宝宝们可以辨识、独立玩耍和回家。

二是小区内是否有设置儿童的玩耍节点？观察小区景观中有没有一些放大部分道路的节点，例如小亭子，或者是一块完整的沥青防摔地，让宝宝们可以长时间停留玩耍。

三是有儿童服务的小区更友好。考察一下小区是否有专门的社区活动中心给孩子们使用，或者底层商铺中有没有教育机构和儿童护理机构可提供托儿服务，如果有的话对父母的周末亲子时间安排将会有极大的帮助。

四是周边是否有公园？小区内一般会设有小型的儿童活动设施。如果小区附近有更大的公园，可以方便儿童进行大型运动（球类、跑步等）。若路程在步行范围内，亦可方便家中老人带孩子去散步，如果设计有专门的步道，孩子能直接走到公园，那就更好啦。

五是公共空间是否能够满足储藏需求？公共储藏空间需要满足对婴儿车、小自行车、玩具、购物车的储藏需求，至少应该在靠近大堂的区域有一些停放点，可以让住户存放以上物件。如果只能杂乱地堆在自己家门口，多少会影响进出的心情和公共空间的品质呢。

选房要素总结

在购房这件事情上，我们应该要做到的不仅仅是满足现阶段的需求，还需要提前规划生活，为全家人未来的使用考虑到方方面面可能面临的问题。如果只考虑当下的需求，我们只需要满足现阶段人的自住，例如夫妻小两口，住在一个宽敞的一房一厅公寓也是很舒适的。但是无论在哪个城市，都应该要考虑学区房的问题，因为这是所有人生活的结构性需求。如果能够提前布局，买好心仪的学区房，是有百利而无一害的。假设你现在持有的是普通的农民房，虽有着高租赁回报率，或持有低效率的"老破小"商品住宅房，都是不足以支撑未来家庭的使用的，都会在房价不断上涨的过程中因为效率太低而跑输整体。

总结起来，能够让一个有宝宝的家庭保证生活质量，在日常生活中不受居住环境的影响，对房子的考察内容应该考虑以下这些要素。并根据每套房的不同条件，进行合理的判断，最终找到适合自己家庭的房子。

外部条件包括：周边公园、规划政策、地铁站台、学校概念、综合体建设、小区管理、小区配套、房屋容积率、外部景观、城市地段、人群档次、车位设置、马路远近、楼栋间隔是否足够、未来概念、楼龄多少、开发商品牌、房产属性，等等。

内部条件包括：赠送面积、装修情况、房间朝向、是否明厕、电梯数量、阳台面积、层高、大厅设计、大主人房、户型稀缺性、性价比，等等。

属于孩子们的未来城市

　　20世纪80年代末，联合国发布《儿童权利公约》，要求城市应适合所有人尤其是代表人类未来的儿童居住，并将儿童权利作为城市发展的核心要素考虑。随后，1996年联合国儿童基金会和联合国人居署共同制定和提倡了"国际儿童友好城市方案"。这个行动宪章的核心，是要形成一个亲和的城市空间，融入城市所有儿童的日常生活，使其随时随地都可以安全、方便地玩耍和学习。迄今为止，已有400多座城市获得"儿童友好城市"的认证，这不仅意味着城市公共空间更多的建设和改造，也意味着能有更多的服务项目聆听小小市民的心声，满足他们的需求。

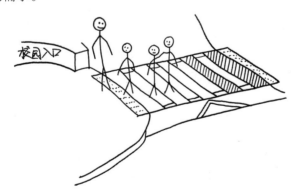

中国发展儿童友好型城市正经历"从无到有"的发展过程，在未来的城市规划中，将合理规划布局城市内儿童活动场所和基础服务设施，以满足区域内儿童生活成长需要。虽然目前的设施仍有不足，但在不久的未来，我们可以设想到的规划布局应远离环境污染区域，与自然要素紧密结合，让儿童与自然有更多的接触机会；建立起步行和骑行绿色网络体系，将儿童青少年经常去的活动场所、公共基础设施和商业服务设施通过"绿色廊道"串联起来。从点串联到线，再达到全城市面的覆盖。针对儿童的规划最终达到将儿童活动网络融入到城市的开放体系，形成多层次的空间系统，使儿童活动与城市生活最大限度的融合，为家庭亲子生活提供完美的社会环境。我们国家的城市在日新月异地变化，我们在努力创造儿童友好的生活环境，让我们的孩子们能够在遍布钢筋水泥的城市中也有成长的美好风光。

第四部分

住宅空间
财务管理

如何选择一个适合孩子发展的房子？

格雷戈尔女士（Gregoire，1971）曾经说："建筑师和规划师似乎是在为家庭建造的，却没有意识到他们经常包括孩子。"直到成为一个母亲，我才逐渐意识到自己曾经做的设计中，并没有将家庭与儿童有效结合。我们不断地设计新的住宅区，设置了社区活动中心，设计了社区活动景观，但我们并不是每一个设计环节都有认真地思考孩子居住的需求是怎么样的，他们每天的活动流线是怎么样的，如何才能够创造更加适宜他们居住的空间。更多的时候，我们考虑的仅仅是房产是否实用、适合投资等。

随着现代社会的发展，在澳大利亚和英国的社会调查显示，大量的有孩子的家庭都住在公寓里，大多的父母都在市中心的高层住房中抚养孩子，这与中国社会发展的趋势也是吻合的，但是国外许多高层住房的设计都是为没有孩子的居民开发的，这些住房设计对抚养孩子具有一定的挑战性。

作为家长，我们需要去寻找更适合儿童生活的住房来满足未来的需求。如果城市规划中或建筑师在某一些高层住宅设计中，提供了儿童玩耍的公共空间、充足的儿童配套设施、健康的社区公共环境，以及确保设计对儿童安全，那么就应该成为我们家庭居住的首选。

首先是在小区的范围内，我们应该观察能够获得的活动空间是否合理，孩子们需要有完整的公共空间，空间里要有柔软的质地和对儿童友善的场所设计，阳光的照射对于场地也是非常重要的，对于儿童的身体健康有所裨益。此外，如果能够有自然监督的环境就更好了，也就是家长视线可及的范围。例如，一个茶室或者咖啡厅加上安全的外摆桌子区域，就足够让家长们喝咖啡看着孩子在游乐场爬行。如果一个小区内的活动场所只能让家长们靠在墙边聊天，或者坐在花坛边缘上，那就会逊色于在活动场所周边有能够让家长进行交流或者休憩的空间的小区。我会更乐意有一个室外咖啡座椅区，让我能端着饮料和别人悠闲交谈，与几位常来的父母们交个朋友，时常交流一下育儿心得。

那么怎样判断一个社区的活动空间是否合适儿童居住呢？有哪些指标或因素是我们应该加以考虑的呢？

首先，在地面活动空间上，应为地面上的社交空间确立位置、采光和通风、面积和比例，以及环境的舒适度。对于高处的社交空间，主要关注的是位置、家具、安全性、美观性，以及空间的面积和比例。

其次，每一栋高层的室内设计也会对儿童的生活造成影响。如果小区本身的安全性欠佳，一定要慎重考虑。例如窗户、阳台、走廊和停车场的设计具有潜在的危险性，父母对孩子的日常活动就缺乏安全感，就会相应地减少他们的活动时间。我们有些时候看到新闻上说某小区有儿童爬窗坠楼事件发生，总是令人痛心疾首。在给家庭选择房子的时候，一定要避免这样设计的小区，或者是自己进行栏杆加装以保证孩子的安全。也有些住宅楼的设计中，视线死角较多，难以监管到孩子，这样对孩子安全成长也是不利的。

随着时代的发展和对健康住所的需求，大家对住所卫生条件的要求都上了一个台阶。其实早在1966年，美国科学家古德曼就发现：在儿童中，呼吸系统疾病更常见于公寓。很多时候高层建筑空间的布局对孩子的健康有着非常显著的影响。如果是内廊式的建筑，较为封闭的走道连通十多二十户家庭，而走廊内缺乏通风系统，就会又热又闷，在同一栋住宅内的人也很容易感染流感等传染病，建筑物的走廊、门把手、电梯都成为载体，造成流行病的扩散。这一点在新冠疫情期间，大家都有了深刻的感受。

因此，选择一个合格的物业也是很有必要的，因为后期的维护和管理，对小区是否适合儿童居住有着关键的影响。例如儿童活动室没有人打扫，设施常年失修，就会存在安全隐患；公共花园没有人进行修剪和维护，杂草丛生，就会滋生蚊虫；垃圾没有按要求分类处理，常年堆放造成变质气味等，都会对儿童造成较大的影响。

在居住的过程中，你的房子与周边的邻居应该能够组成较小的社区，对儿童来说更安全，因为大多数人彼此熟悉。在户外活动的过程中，建立更牢固的社区联系，并需要与家庭单元保持视觉连接，使孩子们有更长的活动时间，成长得更加健康、乐观。

如果孩子年龄已经足够大，可以带上他一起去考察你们未来的房子。让孩子参与选房的全过程是一件非常有趣的事，孩子对房子也会有很多自己的设想，例如自己喜不喜欢这个小区的活动室。如果自己的孩子年龄还较小，可以带家人朋友的孩子一起去考察，孩子有时候能够观察到很多大人忽略的事物，想到很多大人想不到的有趣玩法。

还有一些孩子爱玩水，妈妈们可以查询附近的小区游泳馆有多远，或者集中注意力找一个有游泳馆的房子，或院子足够大的房子，可便于安放充气游泳池。在理想化状况下，房子将是小孩成长成才的地方，这个房子将在他成长过程中留下深刻的印象和记忆，是未来承载家庭回忆的地点，再用心都不为过。

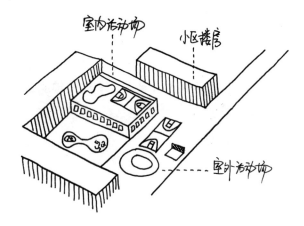

如何筛选对儿童友好的高层公寓呢？

　　许多楼盘受到施工和成本限制，在设计中明显忽视了家庭和儿童的需求。随着中国二胎政策的放开，高层公寓的儿童成长问题逐渐受到重视，以儿童为导向的家庭式公寓是许多准爸妈们挑选房子的主要考虑。首先是建筑上的选择，其次是人文上的选择。两者缺一不可。但人文上的选择较为宽泛和模糊，需要多进行考量，例如楼盘的层次、业主的素质等，需要更长远地考虑和打算。建筑上的选择是硬条件的筛选，可以直观地观察到。在这里，我列出各种应该为孩子考虑的因素。如果需要去购房或者租房，拿着这一份清单一一对应，你就能更好地筛选出适合自己家庭的房子。

｜ 室内外配套空间 ｜

活动室

　　首先，选择一个设施完备、器械丰富、氛围良好的活动室。活动室是宝宝生活中非常重要的一个地点，使用频率高，每个周末都会去游玩一阵子，更有些孩子每天都会去。因为是宝宝们见面、社交和玩耍的配套空间，是他们人生社交生活的起点，我们希望他们能够在一个卫生环境良好的环境中一起玩耍，所以活动室的面积应该足够大而且有小空间的分隔，内部装修应该使用安全无害材料，自然通风情况良好，活动设施设置安全而富有童趣。

其次，活动室应有年龄段分层，不同年龄层的孩子能够有自己的空间。对于不同年龄的孩子，这个活动室可以有针对性地提供灵活的空间和特定的活动空间。例如0~3岁的宝宝们在一个活动室，3~6岁另有一个活动室，分得越细致，说明开发商对儿童的关注越大，也会提供更好的儿童空间和服务。

另外，很重要的一点是活动室光照。孩子们应该有高质量的活动场所，保证能够有日照条件，所以活动室的设置应该有阳光直射，不能在建筑内廊只能靠灯光照明。

高层住宅区对于家庭而言，最主要的缺点在于可视性差。由于母亲需要将孩子带到她们的视线附近，因此很难在住宅附近有这样符合要求的场所。例如一个孩子精力充沛需要户外玩耍，在高层的住宅内只有有限的时间去楼下活动场玩耍，而不一定在家长视线可达的范围内就有这样的游乐场。如果能有更便利于家长看到孩子活动的环境，对孩子活动的安全性就会更有保证。小区活动室的周边应该有其他公共设施或者交通空间，例如靠近布置了家具的大厅，或者临近电梯和楼梯口等。在大人们社交的同时也可以对孩子们进行自然监督。例如有玻璃的儿童活动室，可以让大人们更自然地看到他们的活动情况。

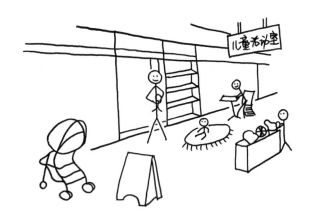

好的小区，还会设置特色教育空间，为宝宝们的兴趣爱好提供良好的设施环境。小区配套的活动室可以有明确的用途，例如社区厨房、手工室、音乐室，或者幼儿游戏、手工活动、青少年健身和家庭作业小组等。许多小区现在配套有"四点钟课堂"，因为小学一般下午四点半放学，由爷爷奶奶接回小区后，可到"四点钟课堂"社交和学习。自习室配有WiFi和一定规模的图书架，孩子们能够一起写作业，形成社区内良好的学习氛围，起到互相促进的作用。

另外，还应该有舒适的共享空间。好的楼盘应该由物业管理提供玩具和游乐设施，而不需要每家每户自己准备和存储。社交空间应具备可活动家具和柔软的家具设计，便于移动和使用。这些家具也要有耐久性并易于保存，供社区内长期使用。

景观环境

最能决定孩子户外活动质量的，是小区植被的情况。想想孩子们在草地上奔跑，如果不是舒服的草坪，摔一跤可得心疼老半天。特别是北方地区的楼盘，应该注意小区草地是否有耐寒的景观种植，以适应各季节的户外运动，让宝宝在冬天也不会看到光秃秃的院子。

室外的活动场地是全天候可用的。孩子们的活动设施应该是可以全天候使用的，并具有一定的灵活性，适应各年龄段。

选择小区的环境，应该防止阴影遮挡和风环境的影响，了解楼盘周边即将建设的建筑，它们对小区的影响是否很大。小区内要最大化提供日照，并在夏天具有遮挡避暑设施，让孩子们不容易晒伤或者中暑。

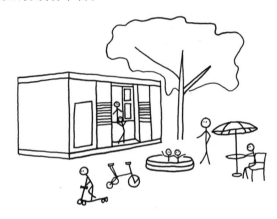

| 户型和楼层选择 |

对于有孩子的家庭而言，房间数量应该根据孩子数量进行配置。在建筑低楼层处选择大型单元供有儿童的家庭居住。这些较大户型至少提供2~3间卧室。一般这类户型至少要有80平方米，3居室在100平方米以上较为舒适。在北上深超一线城市，由于寸土寸金的普遍现象，可能户型会更小一些，90平方米的3居室比比皆是。出于家庭居住的考虑，要考虑主人小两口、宝宝房、老人或者保姆房间，三房的户型一般能够较好地满足居住需求。一般来说，改善房都是以这样的面积和户型配置为主。

在条件允许的情况下，尽量选择房间较多的户型。最好选择布置在一起的多个相似户型，可以方便与其他有儿童的家庭一起交流与玩耍，也可以方便公共空间的集中布置，例如大家共用的儿童活动室、户外小花园等。一定数量的大型单元可以增加社区的归属感，多交流对每个宝宝的成长是有益的。

在地面道路噪音影响不大的情况下，有宝宝的家庭可以选择低楼层，因为家庭住宅具备更好的室外和设施可达性，可以减少儿童对电梯和走廊的依赖。较高楼层的家庭住宅可以通过裙房部分的屋顶花园来给孩子们室外空间，但要注意考察屋顶花园的安全性，例如是否上部有阳蓬遮挡。

如何选择朝向呢？低楼层的户型更适合让宝宝们多运动，但低楼层可能面临景观不佳、环境嘈杂等问题。低楼层应尽量选择朝向花园的户型，有助于建筑的自然监督作用，邻里之间可以互相照应。同时尽量选择阳台大而多的户型，让宝宝们有更多机会接触阳光。

楼内的室内走廊是否舒适，也很重要。对进入自己房子之前的走廊，应较宽的为好。因为较宽的走廊可以保证平面布局的灵活性，而且可以保证入口大堂的大小。

孩子房间的灵活设置

在购买房子的时候，很多家庭都会对孩子房间的设置方式做单独处理。孩子小的时候跟父母一起在卧室睡觉，但如果增加了兄弟姐妹以后，就要对房间进行新的分配，安排孩子们各自的生活空间。如何去预留好孩子房间需要的空间面积，准备好应对新的情况呢？

一个好的解决办法就是将主卧室与孩子房间合为一个空间，中间用可移动的屏风或橱柜暂时隔断，未来可用墙壁隔断。让孩子住一个很小的房间，还不如让亲子都在一个宽敞的卧室。等到孩子长大需要单独卧室后，再分为两个房间来设计窗户和照明，就可以满足需求了。

另外一个方法是单独设置宝宝房间。如果家中有多个小卧室可以选择，可以随着孩子的成长便换到更大的房间。

对于孩子房间的功能，不应该简单地仅仅设想他们的需求。我们往往以孩子为中心安排房间，但其实孩子需要单间的人生时间是可以按情况调整的。在空间集约利用的情况下，应该以全家人舒适为目标，分隔给孩子的空间应该只需要满足睡眠、收纳的功能，而其他做作业、玩耍都可以在客厅和餐厅与大人一起度过。如果孩子数量比较多，可以单独设置孩子房间，而等到他们独立生活之后，又可以把房间作为父母的兴趣爱好空间等。

如果是复式结构，应该尽量将孩子的房间和客厅放在同一楼层。如果孩子房间太靠近门口，直接可以进出，就会从玄关直接进入自己房间，减少亲子间的交流沟通，也不便于父母了解孩子的动向。最好的做法就是将孩子房间和客厅餐厅之间使用推拉门隔断，可以全开放，让客厅和孩子房间成为一体，孩子可以在宽敞的空间尽情玩耍。如果很难做到这一点，那么在客厅中应尽量设置孩子专门的活动角落，让全家人可以在客厅的同一空间内做自己喜欢的事儿。

声音和光线是对孩子房间很重要的两个条件。当你呼唤孩子吃饭的时候，一定希望他能直接听得到。如果在视线范围内能够大概了解孩子在房间内的动向，对于保证年龄小的儿童的安全是很有必要的。所以应该在这两点上加以重视，让孩子在房间内的动静可以被家长悉知，从而作出相应的反应。

孩子的房间朝向是否一定要朝南才最好呢？其实也并不完全如此。如果是在南方地区，影响比北方地区更小。因为房子建筑的条件，如果南侧没法安排孩子房间，在北侧最主要需要面对的是寒冷及阴暗问题。应该使用绝热性强的窗框和地暖来应对寒冷，把北侧房间的防寒做好。北侧房间还有独特的安心感，可以作为学习房间或者书房，而且比较少太阳直晒的情况，窗帘和遮帘都较少使用，留着大的窗户可以有很好的光线和视野。

儿童房装修

真正安全合理的儿童房室内设计应该是什么样的呢？应该注意些什么？我们能不能自己做出合理的判断，而不是随装修公司来定呢？

在一切装修和装饰之前，我们应该对儿童房的装修主旨有一个判断。家长们总是对儿童房有着非常丰富的想象，例如打造成粉色的小城堡，深蓝色调的海底探险，还是满眼绿色的户外主题。所有一切装饰设计都应该以安全为基础，这才是儿童房最有别于其他房间的地方。

儿童房的整体风格应该考虑孩子的喜好，例如喜欢花草森林还是太空观星，都可以有自己的风格。可以留有一定的调整空间，而不是一次布置塞满了同一元素。例如墙壁有一定的留白，这样宝宝在成长的过程中会有许多自由发挥想象力的空间，可以用自己的画笔对房间进行装饰。儿童房里的所有家具的选择和布置，都应该适合孩子的生长发育，要使孩子能够自由支配房间内的所有物品，家具和用品都容易移动和使用。

首先是安全方面的问题，保证孩子在房间内活动的绝对安全是必要的。

儿童房家具摆放要平稳坚固，注意所有家具是否能够固定在墙上或者角落中，而不是容易碰倒。玻璃等易碎物品应放在儿童够不着的地方，在有条件的情况下放置于大人房间。近地面电源插座要隐蔽好，设置盖子，防止儿童触电，对所有电器和电线都要进行处理。还有一些值得参考的安全防护设施，包括：

- 隐形防盗网（防止翻出阳台）
- 窗户安全锁（防止从窗口跌落）
- 餐桌防撞角（孩子的身高正好超过餐桌的高度，容易撞头）
- 儿童游戏护栏（小的时候用来围爬行垫，孩子长大一些后可以用来围不希望孩子磕碰到的家具，譬如桌角尖锐的茶几）
- 安全柜子锁扣（化学品、药品等儿童不宜接触品的抽屉）
- 宝宝安全门（防止宝宝掉下很陡的台阶）

减少挥发性物质对孩子的影响，不要铺装塑胶地板。地板拼图等装饰虽然看起来很好看，但是会释放出大量的挥发性物质，可能会对孩子的健康造成影响。最好是采用实木或者防滑的瓷砖，可以在上面铺一块柔软的爬行垫或者地毯，以防宝宝在玩耍时受伤。所有装修材料和床品、书桌等都应尽量选择无污染环保绿色的材料，或者有害物质限量达标的，保证宝宝们的健康。选择甲醛含量低的家具，并且在家具安装好后要通风一段时间，才能让孩子入住。

其次是家具和装修细节，要针对儿童的活动特点来进行选择。

灯具可选择一些环保型光线柔和的，暖白光和白光可以让孩子正确辨别真实的色彩，如果光本身有颜色会影响孩子的认知，例如淡黄色、浅蓝色等光源就应该慎重考虑。样式需要避免光线对眼睛的直射，最好买照顶的灯具，这样可以保护孩子的眼睛。同时还应有专门供学习用的台灯，以及起夜用的小壁灯。

儿童房不仅是宝宝休息的地方，也是玩耍、学习的地方。宝宝们每天都在房间内呼吸，所以在采购家具时，最好是购买实木家具，确保有儿童使用标准的环保检测报告。由于经常可能会有触碰接触，应该确定家具棱角被打磨平滑，并且在必要处贴好防撞条，这样孩子在玩耍的时候才不易受伤。

家具要少而精，合理巧妙地利用室内空间。最好是多功能、组合式的，例如橱柜和床的组合，或者与书桌的组合，利用上层空间、三维立体设计装饰，有效节约空间。所有的橱柜应该保留通风口，保证柜内的通风，因为孩子们喜欢玩躲藏游戏，一定要留好呼吸的安全气孔。应注重儿童房的收纳功能，保证有足够的儿童橱柜，让宝宝们从小就养成收纳整理的好习惯，把自己的玩具、物品都收拾妥当。

儿童家具的颜色可以根据房间颜色调节，以明亮、轻松、愉悦等色彩为主，颜色种类两到三种就足够，并且以淡色为主。儿童房不宜选择过于艳丽的家具，家具颜色越鲜艳，油漆含铅量越高，应该尽量避免。同时为防止重金属超标，家具应该选择清漆为主。儿童因为骨骼的原因不能长时间坐在沙发上，因为沙发会向肌肉施加某种压力，时间久了就容易造成骨胶原过量生长。因此儿童房中最好不要放置沙发，而是给孩子准备一些硬质的座椅。不要因为希望宝宝舒适而忽视了骨骼生长中应该注意的事儿哦。

宝宝对于房子的喜爱往往通过涂涂画画来表现，有足够的留白空间对于发挥宝宝们的创造力是非常有必要的。可以布置创意黑板墙或者白板墙，让宝宝们有空可以多多涂鸦，用画笔实现自己的想法，更好地开发自己的艺术潜能。

在经济条件允许的情况下，对于新家的儿童房装修装饰，可以选用一些家具品牌的全屋定制服务，在专业的室内设计师的帮助下，创造富有整体性的儿童房空间。有些时候自己装修容易遇到货不对版或者质量问题，或者我们自己设计没有考虑到的情况而导致后期安装问题层出不穷。在网上购物选择单品又有风格不统一、元素太复杂、材质都混搭的问题，容易对宝宝的审美造成影响。全套进行订制的儿童房装修方式，在父母自己难以作出判断的时候，不失为一个好的解决办法。

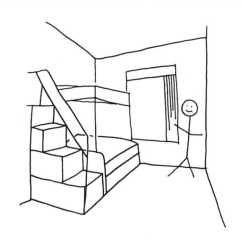

如何预留成长空间

在宝宝的婴幼儿时期，虽然家中可能已经预留了儿童房，但更多时候他们会和妈妈们在同一个房间内居住，因为经常需要半夜喂奶、换尿布等，同一个房间才方便照顾。但是，三个人怎么睡呢？在主卧中应该预留什么空间，或者做什么样的设计方便实用？

首先，如果宝宝可以单独睡小床，就要预留婴儿床的空间。例如大床已经占据了2米宽，其余部分还需要布置过道和衣橱以及衣橱开门空间。婴儿床一般设置在大床旁边，同一区域内会有床头柜、梳妆台等，应该预留80厘米左右的空间，以便于开门和走动。婴儿床的尺寸一般都是有现成的款式和固定的尺寸，以120~140厘米长、60~66厘米宽为最佳。如果超过这个尺寸的话，婴儿床的使用和移动都会受到阻碍。

因为婴儿床经常需要在卧室、客厅、餐厅、客房之间灵活移动，而常用的门宽度是80厘米左右，厚度4厘米左右，婴儿床的宽度不能超过75厘米，才能方便使用。

其次，如果宝宝不乐意自己单独睡小床，想和爸妈一起睡，那就可以将主卧的床铺设计成低矮的卧铺，也就是我们通常说的"榻榻米"式。放上床垫就可以使用，也可以在大床边上增加婴儿床垫，这样保证了宝宝如果翻滚时不会与地板有太高的高差而造成危险。

怎么样在房子内设置宝宝游戏和成长的空间呢？其实并不难做到，只需要对我们平时的用品进行一些小的调整。例如可以把客房空间改成舞蹈区，在门的正反两面做镜子和白膜玻璃，把柜子把手做成热身拉筋的工具。

如果有一个比较宽敞的阳台，可以改造成为自己的小庭院，在原有建筑结构上挂上秋千架，让孩子们有一个室内乐园。悬挂秋千的结构性、稳固性都应该特别注意，以保证孩子使用的安全性。

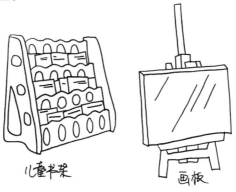

儿童书架　　　　　　画板

如果孩子爱好画画，可以打造一面涂鸦墙让他充分发挥自己的能力。可以选择公共区域或者儿童房中的一面墙，用磁性漆打底后再涂黑板漆，给孩子们一个随意发挥的空间。这个墙面最主要应该方便保养，而磁性漆不会造成油漆颜色的变质，是非常有必要的一个涂料。黑板的表面，还可以用磁铁等悬挂图片。如果想使用白板漆也非常简单，便宜好用施工简单，用平滑的高密度泡棉滚筒施作就可以完成，只需要干燥七天以上，就可以用白板笔写写画画啦。

我们都希望孩子能够热爱阅读，热爱获取知识，成为一个有学识的文化人。为此，在家中就应该积极营造文化氛围。如何创造一个让孩子热爱读书的空间呢？

首先，应该从改变家中学习氛围入手，让父母和孩子一起阅读。例如可以在大人的书房中设置孩子的阅读区，共用同一张大书桌，这样全家人共同参与。也可以在全家的图书角落安排孩子的椅子和座位，把他们的书籍放置在低处方便取书的地方。如果你希望宝宝是个饱读群书的小学者，就要创造最便捷的阅读条件。

其次，书房的墙面可以局部运用白膜玻璃或者软木塞材质，可以涂鸦、留言等使用。客厅的电视墙也可以舍弃，改为满满的书墙或者阅读平台。楼梯间和台阶上都可以给孩子安排随时坐下可以阅读的空间。如果房子面积有限，不方便设置专门的书房怎么办？可以选一张大尺寸的餐桌，餐厅与客厅连接的主墙规划大面积开放书柜，让孩子可以在餐桌上写作业，家长在忙于家务的同时也能给他们以指导。

疯狂囤货

不得不说，给娃儿囤货的过程真是令人眼花缭乱。各种品牌，各种没玩过的小玩意儿，每个的款式功能有区别，种草的体验笔记说啥的都有，而每个人的生活情况又有所不同，现代社会获得母婴产品的渠道又有所增加，除了在商场购买，还可以网购，还可以请朋友从国外带回，更加增加了选择的纬度和层次。选择母婴产品真是选择困难症患者的噩梦！追求完美的你一定会非常担心自己买到的不是最佳产品，没有给宝宝提供最棒的生活水准。

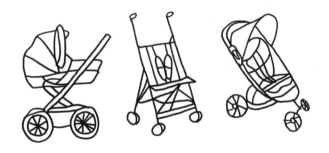

举个例子，说说婴儿车吧。婴儿车的种类之多足以让你眼花缭乱。其中包括传统型手推车、三轮手推车、旅行套装、豪华式一体折叠车、四轮越野折叠车套装、轻型手推车、串联式婴儿车、双人手推车，等等，型号、功能、基本构造都完全不同，要让完全没有经验的准爸妈来选择，真是个大难题。最好的方法是向买过婴儿车的朋友寻求建议。给宝宝的婴儿车要轻便型为主，考虑到自己一个人带娃外出的便利性，一定要能单人操作。便携的伞车一般是最受欢迎的，物美价廉，在许多场合都可以使用，占地面积小，大小型汽车都可以容纳。一般来说，要注意婴儿车的折叠方法是否轻松简单，宝妈能不能单手操作，还有是否能够换配件用到两三岁。不同的婴儿车会有不同的使用场景，你是想推它去坐地铁，还是想推它慢跑，或是经常塞到汽车后备厢呢？每一种用途都有对应不同的款式。这就等同于男人对SUV与小轿车的选择，这完全取决于个人喜好。建议归建议，适用的就是最好的！

除了大件物品以外，还有许多持续性的消耗品需要你早日作出选择，很可能在宝宝一出生的时候就要开始派上用场，例如固定品牌的婴儿奶粉、纸尿裤等。一旦选用了一个品牌的奶粉，宝宝的口味可能会因此固定，她在以后很长的时间内都会认定这个品牌的奶粉味道，所以选定一个长期饮用的奶粉品牌是件大事儿。选择奶粉的时候不能盲目地依据某个国家的牛奶好或者奶粉营养较为丰富，就断定对自己宝宝是最好的，一定要注意营养成分是否适合亚洲宝宝的体质。例如说欧洲地区供应的奶粉所含的微量元素与亚洲地区供应的就有所不同，适用于不同的人种体质，准爸妈在做决定之前要做好功课辨别，不合适的奶粉会让宝宝缺乏必要的微量元素哦。

有了宝宝以后的"双十一"，真是和平常不一样的节日，比普通的传统节日要忙碌得多，这是一个近几年随着网络购物突然兴起的节日。以前的人们总是想着春节要给全家人穿新衣服，用新东西，囤未来一年的粮食用品。而如今我们的囤货都提前到了"双十一"，这个新型购物节被大众接受了。无论你买的是几块钱的小玩偶还是几万元的大型家庭用品，都会在这个日子凑凑热闹。电脑手机屏幕就是最新最大的购物广场，你可以买下所有你想要的东西，而在这天所有东西都在打折。买满一定数额，还可以有购物津贴折扣，为了这个折扣你可能提前十天就开始在APP里面玩盖楼游戏准备了。有了宝宝以后，你总是会忍不住想要给他买最新最好的用品，包括衣服、游泳圈、玩具等，而网上新鲜好玩的玩具品种实在是太多了。

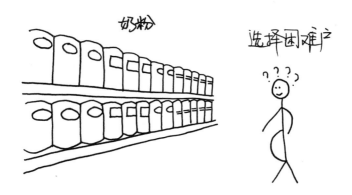

临近0点开始抢货的时候，我和先生已经严阵以待，一人负责宝宝的日常消耗品，一人负责大件用品和玩具，加满了购物车。所有的购物口号都告诉你：疯狂买买买吧，错过了这次机会就注定要在全价和无货中挣扎。在商家和电商平台的疯狂折扣中，日本纸尿裤基本达到了相比于平日半价的活动力度，甚至连美国的汽车座椅都打了五折，可见全球的大品牌都理解了中国的"双十一"基本等同于"黑色星期五"这个概念。双十一的倒计时比元旦还要更加激动人心，因为信用卡马上就要疯狂支出，所有积攒了几个月的购物欲都要在此时获得释放，毕竟"这个时候已经是最便宜了，我已经尽力省钱了"。过年过节看到空中几个烟花跟这种消费的快感根本无法比，消费主义的我们一起开心地冲刺吧！

宝宝牌碎钞机，你准备好了吗？

对于每个家庭来说，宝宝的到来都意味着一笔全新的支出。可能在孕期开始，你就要开始和另一半讨论宝宝的"成长基金"啦，为宝宝的未来攒钱。如果你们两人的账单在此之前是随心所欲地"月光"，那么现在开始就会有新的财务任务啦。在孕期的这段时间，你需要对自己的财务状况进行清算和计划，等到宝宝到来时才不至于对钱财毫无头绪。

其实最主要的财政状况包括家庭预算、补助领取和宝宝用品三个方面。

一般来说家庭预算主要指原本的银行账户和账单中，有没有可以省去的开支，例如一个月去不到五次的健身房年卡和教练课，不常用的医疗美容院年卡，已经没有必要续费的俱乐部年卡等。另外，还要考虑怎么分担账单是性价比最高的支付方式，集中一张卡还是多张信用卡一同使用。我的许多年卡都在怀孕期间过期无法使用了，但考虑到接下来两年在宝宝身上即将投入的时间，只能先忍痛割爱地不再续办。

补助津贴是每个孕妇都会有的，以不同的形式出现，例如有一些公司是照常发放工资，有一些公司以生育津贴的形式发放产妇的补助。可以多找公司的相关负责人了解情况，保证每个月你应有的入账哦。

在孕期过程中，工资收入肯定会受到一定的影响，例如说由于身体原因没法取得最大的绩效，但你也不要焦虑，只要把宝宝的支出控制在一定范围内就可以平稳度过的。那么如何控制宝宝的物件预算呢？

每当路过那些母婴店的时候我都会感觉到它们对我的召唤，一看到有趣的小产品就很难克制住剁手的冲动，例如尿布垃圾桶、奶瓶收纳盒等，虽然功能听起来很有必要也似乎会让生活很轻松，但其实很多功能都是鸡肋的，并不切实际，例如尿布垃圾桶，实际用起来非常麻烦，还不如普通垃圾桶。在大件商品的消费之前可以多问问身边的朋友有没有可以借用的东西，或者是二手的产品，例如木制的婴儿床一般使用寿命都很长，是可以再次利用的，配套床垫只需要换一个床单就可以继续使用啦。在好用的前提之下，循环利用也是非常环保的选择，关键是没有气味。

在满月酒的时候，亲朋好友们在献上祝福的同时一般都会给宝宝买很多小礼品，所以不需要提前购置过多用品。在宝宝飞速成长过程中，有许多产品的使用寿命都是很短的，特别是衣服，经常赶不上宝宝长高的速度，所以囤货一定要有节制哦。在有效利用身边资源，不过量囤货的习惯之下，一定能省出不少的预算，而不会对家庭的财政造成很大的负担。

对于比较讲究的父母，宝宝必须是用钱来喂养的。奶粉是进口的，辅食是可口的，衣服是纯棉的，尿不湿要高端的，小推车要顶配的，玩具要多功能带智商开发且有音乐的。现代父母们，个个都是精细化养娃。有了娃之后，赚钱的速度很快就跟不上花钱的速度啦。林林总总的教育机构，不报名都对不起宝宝的天赋，其中包括英语、钢琴、书法、画画、舞蹈、乐高、羽毛球、游泳、培优、国外游学，等等。宝宝们成为了中年人的奋斗动力，拯救了经济。娃娃们的消费都在升级，父母的消费都在降级，毕竟我们是再苦不能苦孩子的民族呀。每个宝宝都有"吃钱"的技能，但相信每一个父母都是心甘情愿地送钞票进碎钞机的。在看到宝宝笑脸的一瞬间，什么都会觉得是值得的。

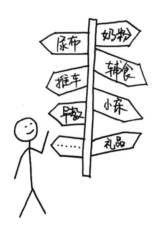

逃离消费陷阱

　　我们经常可以看到许多的公众号文章和言论都在鼓吹消费主义，告诉所有人"你们值得拥有"。实际上，当你成为一个准妈妈之后，你就会开始知道应该要对自己的购物欲进行克制和筛选。所有的公众号推送和APP推荐都在鼓励你去购买各种各样的儿童产品或玩具，告诉你这些产品对于开发宝宝的技能是非常有必要的，并且贩卖焦虑，让你觉得如果不购买就会落后于其他儿童，让你在压力下只能乖乖付款。如果不加以甄别的话，你将会陷入过度购买的陷阱。其实这都是有原因的，例如现在宝宝的绘本也是一门大生意。现在育儿公众号上售卖的产品，例如国外获奖的一套绘本，一共346本绘本，总价3199元。这可是孩子的精神食粮，估计怎么也是不能省的。我们这一代的爸妈们家有一宝，最舍得在孩子身上花钱，从吃喝玩乐到早教兴趣都要消费，直接推动了亲子教育甚至旅游、娱乐产业的发展。

　　在过度购买之后，由于房子面积的限制，又陷入了收纳整理的坑。因为你购买了更多的产品，所以你要花更多的钱去购买收纳产品，去收纳这些你过度购买的东西。在如此往复中形成了一个产业链。流程是这样的：软广告推送→网上购买产品→

产品过多而需要收纳→购买收纳产品挤满家中空间→有更多的空间购买儿童产品→继续购买······

曾记得我自己小的时候，家里条件也不算太好，许多时候比较节省。但是在精神食粮方面，包括音乐、美术、书籍上，家里从来都特别慷慨。现在想来，那是非常重要的一个决定。孩子们对于精神生活的追求，很多时候取决于父母的教育。注重精神食粮的补充，在这一需求上大量投资，让孩子获得成长的养料。当然这其中需要家长的甄别，剔除糟糠，选出真正陶冶性情的艺术。

年轻时代被消费主义洗脑的我们，一定要重新认识自己的需求。对自己真正需要购买产品有新的理解。到底什么玩具是宝宝必备的，而什么东西只是出于父母的爱好或者缓解自己的心理压力而购买，实际上对宝宝没有太大意义的。家长们应该在整理出真正需要的东西以后再去购买，而不是出于一时冲动。如果已经尽力筛选，家中空间有限，应该如何整理呢？

作为一名建筑师，我非常了解各个开发商构造的户型。我们确实能够在这个户型基础之上增加自己的收纳空间，但是能改造的空间毕竟是有限的，针对已有的户型进行改装并不是一件容易的事情，而雇佣室内设计公司的价格将会非常高昂。我们时常看到电视上的空间改造节目，有一些空间可以拉出来做床或者是做柜子，不需要的时候折叠回去，但是按照国内的装修条件，很多时候我们能接触到的五金件还没有办法达到长期重复使用的强度，更多的时候只是概念和想法，经不起每日的磨损消耗。因为需求不大，五金件的标准维持在一个比较低的水准，在市面上除非定制一般很难能够大量购置五金件，因此很难在装修中去实现空间拓展的设计。

所以我们还是应该在源头上减少无用物品的购置，在日常的生活当中对需求的物品加以甄别，避免过度购买。每当你看到一个产品的时候，应该思考的是，宝宝在什么年龄段能够用到这样的东西，而这个东西能够在什么方面加强宝宝的能力，并且开发他的智力，是他喜欢的产品类型，真正地对他的成长有所帮助。例如在日常生活中你观察到宝宝很喜欢硬壳质感的话，毛绒玩具对他来说就是没有必要购买的物件。我们应该加以甄别，然后再进行消费。

除了宝宝的物品购置之外，我们女性自己的购物欲望又该如何克制呢？

首先，你应该在接触的机会上，减少自己购物的可能性。

如果你真的想要避免消费，那就应该少去引起购物冲动的地方。你还应该控制自己动不动就打开购物软件的习惯。毕竟那是一条直通到家里的购物街，它的选择范围比正常店面还广，一旦开始浏览商品就很难停下来。

其次，你应该合理地选择收纳方式和使用方式。

例如你的衣橱应该选用迷你小柜子，容量有限，装不下太多衣物，让你克制自己的需求。针对每次购买也会更加谨慎。

你还应该积极地考虑现有衣服如何灵活搭配，让它的价值最大化，而不是新鲜感过后就在角落堆灰。对于彩妆品和护肤品，都应该对年限把控严格，尽量使用一年之内生产的产品，对自己的皮肤才没有伤害的可能。如果盲目囤货，来不及在一年内用完产品，对美容是毫无益处的。

另外，在心理上克服对购物的依赖，购物越少，物欲的纠缠越小。

在商场购物时，相信自己的判断，不要因为听信了销售而为虚荣心买单。

最后，当下有部分企业和媒体为了刺激经济，鼓动全民消费，玩互联网金融把戏，让人们超前借贷消费，也应当警惕这样的陷阱，对自己的财务状况有所把控。我们必须把自己的格局放大，多多考虑如何合理消费，而不是寻找打折商品；多多考虑长期固定支出和花销，而不是一次性消费；多多考虑产生收益的投资，而不是购买冲动消费后置之脑后的东西。当你不再以"买买买"为乐，你也可以更好地利用这些时间去做更有意义的事情。例如读一本好书，听一些舒心的音乐，浇灌一下阳台的绿植等，让生活变得更有滋有味。

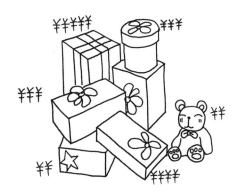

宝宝的消费，是在被"割韭菜"吗？

不知道从何时起，现代青年都喜欢用一个词，叫作"割韭菜"。原意指韭菜达到了生长盛期，可以进行收割。但现在，它更多地被认为是一个股票用语，形容股票中的散户买股票，很多时候由于信息不对称，被机构、基金、大户操纵行情，而盲目投资，造成不断损失的结局。进而我们用这种说法来形容现代的年轻人，在有一些领域，因为资源、信息、人脉被前辈垄断，而造成再努力也不可能突破现有局面的境况。

如今这个词逐渐变得更加常用，例如谈到不得不花的钱，就会说自己"被收割"了。在育儿这件事情上，就是有这么一些事儿，很多时候你要心甘情愿地"做韭菜"。

我的朋友A，每个物品的购买都要买高档的品牌货，真正把"女孩要富养"这件事做到了极致。婴儿推车要用奢侈品牌的，西班牙品牌Mima Xari的高景观香槟金蛋婴儿车随便1万元以上，用起来大概会是那一条街最晃眼的"豪车"了。2千元以上一条的LESY公主裙买起来也毫不手软，要的就是与其他宝宝们在见面那一刻，被仙女裙震撼而放射出的羡慕眼神。

另外一个朋友B，因为想要让孩子"赢在起跑线上"，直接购买了几万元的早教课程。目的就想让孩子多学一些东西，在老师带领下玩得开开心心，自己放松逛会儿街，感觉每两小时三四百元的价格也能接受。结果由于2020年初的疫情不方便外出，有百余节课没有去上。孩子长得飞快，很快这个年龄段类型的课程就不能适用了，花的钱也打了水漂。

还有一个朋友C，孩子上的是私立幼儿园，学费不菲，一个月就要2万元以上。入学的时候一次性支付了一学期8万元的学费，后来因为疫情原因幼儿园不能正常上课，直接取消了三个月的课程，而学费是不给退的，直接损失了6万元以上的费用。虽然每天维权，但是根据幼儿园的说法，不开门也有成本，要付工资租金，这笔学费是无法退还的。

这些消费是必须的吗？我们真的需要这些消费来满足孩子的成长需求吗？到底是孩子们的需求还是我们在满足自己内心的需求？首先我们要理解，这些机构和儿童奢侈品的存在都是有原因的，有需求就有供给，这是个经济学的概念。正因为有许多人乐意为此买单，才催生了这样的产业。如果没有人愿意为此掏钱，他们早就已经打烊关店啦。所以他们的客观存在，证明了我们家长中是有这样一些不惜一切代价为孩子买单最好事物的心理。

其次，他们到底是了解到家长的什么心理，才能有前仆后继的家长们为此买单呢？是我们希望孩子们得到其他孩子羡慕的虚荣心？还是希望他们能够智商高于其他人的竞争意识？或是弥补我们穷苦童年遗留下来的阴影？一定需要这样的消费才能够解开自己的心结？

对于我们所有人来说，消费的选择权都在自己手上。不要迫于舆论或者他人的压力，去做自己不想做的选择。因为这样会在花不必要钱财的同时，无法得到预期的效果。

如果你决定要在孩子身上花一笔重金，你应该真正觉得这样的投资是值得的，与宝宝成长有积极意义的。如果这些服务确实能有好的智力开发和体力提升的效果，钱挣来总是要消费的，为了孩子更好的明天，何乐而不为呢？韭菜被割，也要割得精彩。

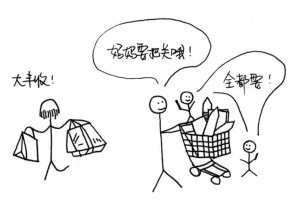

女人习惯的颠覆

宝宝出生需要准备的东西实在是太多了。等待宝宝出生的时期，购物就是一个持续不断的过程，这么多个月不断地消耗着我和先生的脑细胞，每天我们都能想出五六个需要买的东西，由于不方便每日出门，在网购中完成是最方便的。大型的母婴实体店似乎是不现实的，在深圳这样年轻人居多的城市完全没有形成店铺规模，牌子零零散散不全，完全没有一站式购物的商场。淘宝的各大旗舰店成为了每天我们光顾的地方，每天都好像蚂蚁搬家似的，多多少少地添置母婴用品，把家里堆成了小山。如果没有预先准备好储物空间的小家庭，很难想象怎么才能有足够的空间来塞下所有东西。许多时候，作为一胎父母，没有经验地盲目买是肯定的。感谢网络上有许许多多的使用心得分享，让我迅速地了解到各种母婴产品的优劣。但每天看看笔记了解别人的试错，也是一大消耗时间的功课。

在为宝宝囤货的过程中，你会逐渐感觉到自己的购物欲正在萎缩，为自己买的东西越来越少了。本身在怀孕期间，化妆品由于含有化学物质不能多用，护肤品也只能用有限的几款成分极为安全的。至于打扮出门的机会越来越少，也不太需要花很多心思在饰品和衣服上，所以这部分的开销也可以省去了。

想一想哺乳期间可能更难抽出空来出门社交，也就没啥需要特别购置的新品了。作为一个包包的狂热分子，也完全失去了买包的热情，有棱角的、皮质硬的、整体重的都用不上，只能拎着几个大得足够装下纸尿裤的布包进进出出。

　　杂志上总是对女人说，去沙滩晒晒太阳浴，修个指甲，泡个温泉，让自己恢复一下女人的光彩，一切都会好的。然而这些建议对孕期和产后女性完全不实际，没什么参考价值。我总感觉时尚杂志编辑们很多是光鲜亮丽独立单身的都市女性，对孕妈和孩子妈的生活鲜有了解。如果晒太阳浴，你会黑得比平时更快得多，而且还会迅速长斑，这对于亚洲女性来说可一点都不友好，毕竟我们是以白为美的审美国家。修指甲没问题，涂点颜色就不行了，指甲油的成分对宝宝是不利的。泡温泉也要谨慎，泡热水浴容易让血液循环过快，对宝宝的供氧不利。对我来说，不能享用SPA按摩也是巨大的问题。当你挺着一个大肚子的时候，趴是趴不下了，躺着的时候按摩师也只能在手脚上作业，而真正酸疼的腰背都没法接受按摩缓解。简单的手部和脚部按摩不痛不痒，而且脚部按摩还不能按到经络和穴位，否则会引起不适。手脚护理项目大概是唯一让人还能感觉到宠爱自己的项目了，会让你杂刺丛生肿胀不已的"猪手"变得整洁一些，让"土豆"一般浮肿而自己够不着的肥脚丫子指甲不至于把鞋子戳破。

　　每个都市女人大概都有一个时期，开始从花枝招展的时尚弄潮儿向实用舒适主妇转变。有些人的转变来得早，可能对房子进行精简，对所有物品断舍离。我的转变就在于，从舒适性方面认真考虑为娃做出一些让步。原本耳环、项链、手链全套配齐的我，为了以后宝宝不会抓到饰品划伤，全都收起来了，耳洞在不知不觉之间就长了回去。买包也不会再考虑铆钉之类机车少女的款式，而是以防水、软皮、容量大为主要的考虑依据。在二人世界的时候还感受不到的女孩向女人的转变，在宝宝降临的瞬间都变得明朗清晰起来。

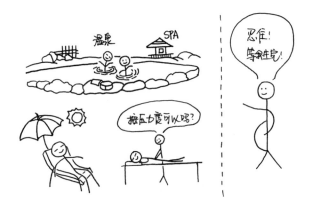

宝宝带来的生存危机

1944年，富兰克林·罗斯福总统颁布了第二权利法案，这部法案旨在促进适合于现代民主的全力保证，其中提到了"接受良好教育的权利"。至今而言对美国政界来说择校仍然是一个极为突出的问题。在诺贝尔经济学奖得主理查德·泰勒的《助推》中提到，最初，选择问题是由著名自由主义经济学家米尔顿·弗里德曼提出的，他的观点是改进学校教育的最好方式是引入竞争机制。而著名经济学家卡罗琳·霍克斯在对公立与私立学校的成绩进行比较分析之后发现，在面对竞争时，公立学校能够使学生获得更好的成绩。

美国的许多家长通常不做任何选择，而是将孩子送进默认的学校，一般也是家附近的学校。但择校是一个很好的做法，它在提高了自由度的同时，兑现了提升教育水平的真实承诺。学校应该设法使家长不再依赖默认选择，而是利用个人的自由，通过自己的主动思考作出最终选择。

而在高考巨大压力下的中国，父母们都会非常注重孩子的择校问题。从小学甚至幼儿园开始，就已经不惜一切代价要进入名校，师从名师，寒暑假也要去集中培训，让孩子获得自己能力范围之内的最优质的教育资源。

2020年的深圳新闻中提到，所有的小学和中学都需要按照积分入学，最为紧俏的高级中学在今年报名的一千人之中，就有一半左右的学生被分流到了其他学校。也就是说，如果积分不占优的情况下，就算有重点学校学区范围内的房子，也不能保证孩子上到心仪的学校。在学区资源紧张的今天，是不是我们都会面临自己的房产对孩子带来的影响呢？

中国的北上广深作为最具有未来的城市，都采用了户籍加房产的组合来确认幼儿园升小学的入学资格。深圳以积分入学为主要升学途径，北京和上海采用单、多校划片为主，采取电脑摇号的方式。幼升小录取第一顺位条件中，都要求学区内商品房100%产权。北京、上海两地热门学区，即使租房也常常有资格参与全部或者部分学位的电脑随机摇号派位，购入学区房并不是入学必选项。但深圳不一样，按积分排名的方式录取幼儿的情况下，只有用购房方式锁定名校学区高积分这样的方式，能够保证自己孩子进入心仪的学校。

2021年3月深圳教育局发布的《为什么要实施积分入学》中提到，深圳正处于人口快速增长期，按照积分排序模式是最为公平分配义务教育学位的方式。然而简单地概括来说，父母必须是深圳户口，在学校报名地段买了商品房，并且把孩子的户口落在这个房子上，缴纳社保达到满分（时间每个月0.1分，满分10分），而且提前买房（每早一个月+0.1分，满分10分）。仅凭家长购房时间的长短不同，就会让孩子的入学积分相差6分的差距。这就意味着，买了房子的家庭将比租房住的家庭优先，而早买房的家庭将比晚买房的家庭优先。如果买得比较晚，在房产分上落后于其他孩子，则很有可能花了高价买到学区内的房子，也会被分流到心仪学校外去。

这样的政策安排自然有他的道理，优先安排来到城市更早的人自然是一种相对公平的做法。然而每一个新来到城市的父母都会感受到此类政策的压力，因为竞争对手是所有来到深圳发展的家庭，你永远不知道别人能达到多少入学积分。在人口爆炸的一些年份，竞争将更加激烈，宝宝们是否能够进入心仪的学校，很大程度上将会取决于你创造的条件是否优于其他人。

2020年，深圳的房屋均价已经超过6万元/平方米，而好的学区房的价位已经到达了10万元/平方米。这样高昂的房价，一旦绑定了教育资源，就会造成家庭资产数量和公立教育资源的直接联系。如果你没有在资产上提前做好准备，目标明确地完成孩子教育学校的布局，就将只能去较为差的公立学校或者花更高价格去私立学校。

可能刚刚结婚的小夫妻还沉浸在二人世界之中，觉得住得宽敞舒适是最为重要的选房标准，挑选了一个较为偏僻但价格较低的区域，但一旦怀孕生娃，就需要开始为宝宝未来的学校考虑搬迁了。定居在大城市是一件不容易的事情，而定居的时间早晚也会影响到未来家庭的发展，这是宝宝带来的忧患。当然你可以选择不加入这样残酷的游戏，也就意味着放弃最优质公立学校资源的争夺，但这对于大部分人来说还是难以接受的。

将房产资源和学位挂钩起来，这意味着人人皆有机会，但是机会取决于拥有的房产。而很明显的是，一路上扬的深圳房价，就意味着早年在深圳落户或者花了大价格购买学区房，在时间成本上和资产成本上都要优于他人才能进入好的公立学校。

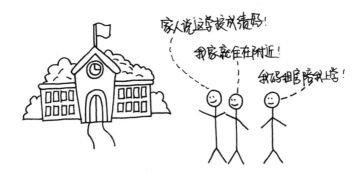

　　在这样激烈的父母竞争中，你是否已经做好了准备呢？准爸妈们都还是年轻人，许多都不满30岁。原本我们的工资可以很好地保证日常消费，但是一旦面对大城市高昂的房价，我们都是需要杠杆贷款才可以负担得起，甚至需要动用到所谓的"六个钱包"，集两家人之力才可以负担得起。就算如此，也可能在我们购买的那一刻，已经太晚以至于积分较低，孩子与优秀的学校擦肩而过，得不到最理想的公立学校教育。在这样的情况下，作为父母的我们，要怎么样才能不焦虑？

　　我们总希望能尽自己所能为宝宝提供最好的，但我相信在这样的大环境下，有许许多多拼尽全力也难免失望的家长。所以我把此称作宝宝带来的生存危机。原本我们可以轻松地承担自己的生活开销，而有了宝宝的一切，都意味着家庭需要安家落户，也就意味着定居于城市。在中国人最不可逃避的房产问题上，与教育、医疗资源都进行了紧密的挂钩。家庭和责任在宝宝孕育的时刻开始，会更加显著地影响我们的生活。

深圳是一个非常年轻化的城市，然而这样年轻的城市正在逐渐步入年轻人的生育高峰，特别是大家喜爱的猪宝宝年，这一年的孩子们的入学、高考、就业压力都会很大。也许你正好赶上了这个人口爆发的年份，但还是相信城市中公立学校的资源仍然是会满足城市人口需求的。毕竟还有好几年，可能城市的发展会带动更多学校的建设，更多好的师资进入，更先进的理念发展，让我们的孩子们真正获得更加公平、更加美好的校园生活。

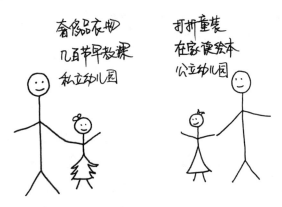

政策其实也一直都在进行调整，让学区房的优势得到一定削弱以保证孩子上学的公平。2020年4月30日，北京市西城区教育局发布《关于西城区2020年义务教育阶段入学工作的实施意见》，文中最主要的一条提到："自2020年7月31日后，西城区购房并取得房屋产权证书的家庭适龄子女申请入小学时，不再对应登记入学划片学校，全部以多校划片方式在学区或相邻学区内入学。"

这个政策的颁布，也就意味着在北京西城区，有了"多校划片"，学区房的价值将大打折扣，因为在"多校划片"的影响下，学区房再也无法确保业主的孩子能够确定就读最好的学校了。这意味着相对来说，公立教育资源更加均衡平等，对大众将是一件莫大的好事。

"筑巢"本能大爆发

选择合适的户型，打造一个温馨的居家环境，购置房产这件事情看似简单，但其实有非常多需要考虑的问题，而且每一个人生阶段都对应不同的需求。在日剧《卖房子的女人》当中，有一个高知家庭，父母都是医生，平日工作极为繁忙，他们有一个小男孩年仅8岁。他们的收入较高，因而购房预算也很高，希望能够买到一个两层楼的房子，要求有三个大房间。然而因为他们来去匆匆，如果住在大空间的复式房中，家人能见面的时间就更少了。为了保证孩子能够更多的与家长接触，母亲希望孩子每次上楼梯之前都能经过客厅，但其实这样的房屋选择没有办法解决他们所存在的困境，最终他们选择了一套远低于自己预算的1房1厅的房子。这是因为在这样的空间，可以让家庭的成员更多地聚在一起。我们总以为更大的空间、更宽敞的空间，就是对我们家庭有利的空间，但其实并非如此。

在日本有非常多大家庭共同居住的房子会分为两侧，一侧为子女居住，一侧为父母居住，两侧之间有门可以通达，但是又有各自独立的卫生间和厨房等，保证了家庭独立生活的可能性，同时又保留了孩子和家长之间的交流。这样的房型在我国并没有太多的先例。但是相应的，中国人想出来的对策是有越来越多的家庭选择在同一个小区或者同一栋楼里购置两套住宅，甚至有的就在同一楼层，方便家庭成员随时来往。在孕期我们都会为了未来的生活作出规划，而你有没有想好什么样的建筑才能为你的下一代提供最好的生活环境呢？

在宝宝来临之前的一两个月，准妈妈都会爆发出特殊的"筑巢"本能。这是身体激素的自然反应。这是所谓的泌乳刺激素（分泌乳汁的主要原因），男女性体内都会有显著提高，是引发筑巢本能的根本所在。该激素含量增高的人不论雄性还是雌性，都会表现出筑巢和哺育后代的行为。在这种特殊激素的爆发过程中，你会感受到两个人都处于一种现有家居环境需要改善的焦虑之中。比如突然间开始担心，楼梯的隔缝是否太大，会把宝宝手脚夹进去；插头是否裸露在外，宝宝好奇塞手指会不会有危险；每个角落是否都已经清理干净，会不会还积攒着灰尘和小螨虫影响宝宝的呼吸。原本过着简简单单的成年人生活，活得大大咧咧的，一下子要考虑许多家中装修以及家具使用的合理性和安全性问题，总感觉需要做出调整。至少，得把能消毒、清扫的地方都清理干净了，清理掉所有的卫生死角，让宝宝有一个比较干净舒适的环境成长。

一个小家的布置看似简单，其实做法的调整将能腾出很多空间。近年来非常火的一些日本畅销书例如《怦然心动的小家布局书》《怦然心动的人生整理魔法》《你的人生，我来整理》等，都对如何布置家会有新的启发。最好是有一套你们夫妻能够统一的法则进行整理，进而取得共识。对于每一个空间内如何布置橱柜，如何对家里的空间进行再划分，如何对所有的购买欲望进行辨别。很多时候需要统一的收纳盒、收藏方式，不然就会不断地做重复性的工作，或者纠结于整理的方式。

宝宝物品的大量"进驻"也会让你开始有一种无所适从的感觉。大件的婴儿床和婴儿车是最占地儿的，还有宝宝洗衣烘干机、奶瓶消毒器、囤的奶粉纸尿裤等数不清的物件，塞满一两个柜子是起码的。想到未来还有宝宝的玩具、爬行垫等，总感觉家的面积越来越小。再加上来帮忙的老人或者保姆的生活空间，大城市里原本属于两个人的轻松宽敞的几十平方米的房子，马上就会显得拥挤起来。

随着宝宝的成长，到了十几岁能够住校生活的情况下东西才会逐渐减少，在此之前家里的物品都是长期处于持续增长状态的，而大城市里改善面积换房或者加购房的代价实在是昂贵，所以收纳方式就变得非常重要，对空间的合理利用让每一平方米都发挥出它的作用是每个父母都需要深入研究的课题。正好利用你这一段整理欲望爆发的时期，好好对家里进行一番整改吧！

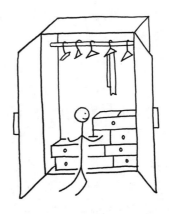

在婴儿时期，许多宝宝还没有和父母分开居住，但宝宝们的用品需要单独分区。专属他们的电器需要专门的空间进行放置，例如消毒柜、温奶器等。如果把这些器具放在客厅茶几上，会影响客厅的美观和完整性；如果放在厨房，容易有油烟影响，且与肉类蔬菜处于同一环境很难保证无菌洁净；如果放在卧室，电器运行时的响声又容易影响到正在睡眠的宝宝或者妈妈们。最好的解决方案是，在客厅进行最注重实用性的设计，打造整面墙覆盖的橱柜空间。上下部可有橱门关闭，中部与人齐平的部分做成工作台，摆放各类宝宝专用电器。

对于宝宝房的布置有许多的讲究，在布置前就应该了解到位。首先房间应该选择通风透气、阳光充足的，白天不要窗帘遮光，让他感知白昼与黑夜，养成良好的作息习惯。如果周边的邻居有在装修的，需要提前和他们进行沟通，保证装修噪声不会长期对宝宝的休息造成影响。地板的铺装应该使用木地板，而不是容易藏污纳垢的地毯。另外，宝宝房的娱乐型电器也要进行控制，特别是不能有电视，光声电污染会干扰宝宝的睡眠和发育，对妈妈们的休息也有影响。配备温度计、湿度计、暖气、风扇、空调等能创造良好环境的电器是最主要的，保证宝宝的生活环境舒适健康。另外，房间内应该采用素色的浅色调为主。虽然鲜艳可爱的颜色很诱人，但并不一定实用，因为很多儿童用品都是彩色的，如果房间颜色太艳则会显得杂乱无章，对宝宝的色彩感知也并不一定有好的效果。

宝宝房面积有限，按照平均水平来说，许多儿童房面积都不足6平方米，只会比一张双人床大一点点而已。在这么小的空间之内要放置玩具、书籍、衣服，布置涂鸦墙、活动区、学习区等，对空间的分隔和布局是件非常费脑的事情。最关键的是宝宝房相对于住宅内的其他空间来说，是一个更加充满变化的空间，由于宝宝在不断地长大而变化着，它带有特殊的成长属性。宝宝的身高在不断增高，玩耍和学习的需求也在不断改变。作为一个动态的房间，把它布置得一成不变是不合适的，一定要留白，为未来留有改变的空间。

在满足宝宝睡眠隐私的基础之上，增加学习玩耍的空间，再增加个人兴趣爱好的成长领地是儿童房的需求所在。能够在宝宝的空间内完成合理的布局和满足成长需求，需要妈妈们花费足够的心思。作为家中的女主人，把家里的每一个房间都布置得井井有条，实现所有空间的最好利用，让所有人居住得开心愉快，需要努力学习哦。

如果在孕期没有进行这方面的规划，那么在已经成为了三口之家后，你一定会有新的生活体验，对宝宝的需求了解得更加清晰了，也清楚什么对自己的小家最重要了。这时候你就要重新评估家具设置，考虑现在的情况是否适合你的小小家庭成员。也许你也可以考虑一个新的房子，若以你们现在的预算可以买下一个面积更大的房子。如果不想搬家，你现在的房子可能需要一些改变，或者把边上的房子也买下来给父母居住。但不管怎么变化，无论在什么地方，宝宝只要身边有爱和妥善的照顾就会很高兴。有爱的地方就有家，孩子在这一点上非常明白，他们绝不会有什么怨言，你也不必感觉自己有所亏欠。因此，不要有什么压力，也不要让自己陷入财政紧张，量力而为地为宝宝做一些事，就已经非常棒了。

为宝宝打造好"小·金库"

现代的年轻父母们，年龄多半在25~35岁。认真观察他们的日常生活和朋友圈，你可以发现，这个年龄层的他们可以分为两种类型，一种是享受生活、潇洒生活，一种是忙忙碌碌每天为挣钱奔波。其中有什么差别呢？

享受型人群可能正在全球旅行，住高档的酒店，吃最好的米其林餐厅，做着美容和SPA，研究摄影、音乐等烧钱的业余爱好，生活得无忧无虑。而忙碌型人群可能天天在研究房价和房贷、CPI和M2的变化情况、如何升职加薪、有什么副业可以挣钱、怎么能够最大限度的优惠等。他们看起来过着很拮据的生活，平时聚餐都很少出来，也不大手大脚购置自己喜欢的事物，却负责一家老小的所有开销：每日买菜、还房贷、赡养老人、抚养孩子、买理财、买保险。

绝大部分单身或者刚结婚的夫妻，都还处于享受生活、潇洒生活的阶段。而一旦有了宝宝，对于绝大多数人来说就是生活的巨大转折点，带来的变化是颠覆性的。很有可能，你就会从一个"潇洒人"转变为一个"忙碌人"。宝宝的到来会让我们从仅仅对自己负责，变为对整个家庭负责，并且开始为家庭未来的经济状况进行积累。我们会更加深刻地意识到，成为生存竞争的赢家，比简单的消费行为来得更加重要，也更加有意义。你的生活乐趣不再是一味消费去骑行、去跳伞、去挥霍、去寻求刺激，而是积累、攒钱和财富增值。

当我们成为父母的同时，我们也对自己的生活方式和未来规划有了全新的想法。"今朝有酒今朝醉"不再是我们奉行的生活态度，而是转变为"天将降大任于斯人也，必先苦其心志"的风格。为什么会有这样的转变呢？因为原本在社会财富阶梯上攀登的我们，考虑的不再仅仅是个人的享受，而是下一代是否能起点就比他人更高。

宝宝们从出生到能够独自谋生，如果按照高中毕业计算是18年，如果按照大学毕业计算是22年，而硕士毕业需要25年左右。在这么长的一段时间内，孩子们的成长都依仗于家长的经济条件。从怀上宝宝开始，随时随地都在烧钱。坐月子需要月嫂和月子中心、婴儿时期需要雇育儿嫂、小学中学大学的学费、课外辅导班和兴趣班……如果没有足够的储备和新增，怎么能够持续负担孩子的所有支出呢？而孩子长大之后，他是否能够在心仪的城市可以有立足之地呢？

正是有这样隐形的压力存在，所以为人父母并不是一件简单的事情。财务上的决策成功，会对家庭的发展有巨大的积极效应，提升自己孩子的选择权，也让他们更加容易获得自己想要的生活。如果我们作为父母能够为自己孩子准备好更为丰厚的财富和基业，相信是绝大多数父母的理想。

努力工作是一方面。而在这个基础之上，只有去学习投资理财知识，去不断提升自己，去不断创造社会需要的价值，才能做到财务自由、衣食无忧。妈妈们在了解如何省钱、如何使用优惠券之外，更应该学习理财方法和方式，作出明智的财务决定。

也许生活一直按照理想的情况发展下去，我们是能够收支平衡的。但遇到大规模经济危机的时候，我们对家庭承担风险的能力都会有新的认识。例如2020年的疫情，经济受到影响，许多公司都进入了困窘的境地，因此影响了员工的招聘和薪水的发放。许多私人企业主的资金难以周转，导致职员的薪水降低或者无法按时发放，一切都停滞了下来。如今账户上的余额还能勉强应付所有的房贷车贷和日常支出，但万一家中老人生了大病怎么办？万一有意外发生怎么办？万一失业了怎么办？虽然在日常可以极力压缩开支，但存款仍在银行卡余额短信中以肉眼可见的速度稳步减少。对于有孩子的家庭，更加是雪上加霜。会不会因为我们钱包的困窘，让他受委屈，影响他的未来？

每天我们都在消耗被动支出，所谓被动支出就是你宅在家中啥也不干，都要花掉的钱。这其中包括了我们的房贷、车贷、房租、水电费用、饮食费用、网络与手机费用、宝宝的各种学费等。这一部分是固定的，我们怎么节省也很难砍掉其中的任何一项。但是有一些主动支出是我们可控的，例如外出聚会就餐的费用、给朋友们送礼物、日常的下午茶咖啡、看演唱会听音乐剧等。你可以生活从简，节省更多的主动支出，从而使自己的储蓄能够消耗得慢一些。节流是改善经济状况的好办法。

但孩子的支出永远都不应该受到影响，毕竟我们总是想要把最好的给他们，宁可自己节省一些，也不能让孩子的生活质量有所下降。父母们的消费，很多时候已经没有生宝宝之前那么冲动了。我们不会再觉得自己理所应当只能吃好的穿好的，而是应该熟悉于选择自己真正需要的消费。例如新款裙子是好看，但是已经有类似的了，就可以考虑是否需要重复购买。无论富裕还是贫穷，都可以找到生活的乐趣，每一个成年人都应该努力做到这一点。

那么，怎样的资产管理才能够给宝宝们足够的安全感呢？怎样能够让他们衣食无忧地长大？这不是简简单单靠我们每天不断辛苦挣得收入就可以解决的。总有一天我们会老去，或者遇上意外无法继续我们一直以来的工作，那时候应该怎样保证全家人的生活能够照常运行呢？

在开销上节省，实现开源节流，这是改善经济状况的一方面。如果是一个年轻人，或者独身主义者，很可能只需要考虑自己或者和伴侣的财务自由。而作为父母的我们，未来想要实现财务自由，达到让宝宝可以不需要拼命工作赚取工资收入，就要为他努力创造被动收入。

公司股份，或者是城市房产，或者是稳健投资等不用主动干活也能年复一年钱生钱的，就属于被动收入。而其他一切需要你耗费时间和精力的工作，无论当下你挣了多少，都是主动收入，是每个人都有的，也可能是随时会停止的。有孩子的成年人，都需要为长远的经济情况考虑。因为作为家长，应该考虑的永远是未来。最主要的是保证孩子无论做什么决定，都可以不需要因经济原因而改变自己的志向。

首先是在主动收入的方面，我们要以积极的态度去看待投资和理财，这不失为增加自己储蓄的好办法。在认真深入地学习关于理财、投资和风险的知识之后，懂得甄别各种投资、或者伪投资骗局的能力。

其次应该避免投机的心理，要对自己的实际收入和预期收入有所判断，在投资时避免高估自己的经济实力而多加杠杆。例如股市在2015年的崩盘，让许多过于乐观的股民家庭深陷债务。一定要考虑好家庭的未来，千万不要在投资时拼命加杠杆，避免因现金流出问题而损失惨重。

此外，我们应该更加积极地去开拓被动收入。如果我们能有一些保本的稳健投资方式，或者是长期持有股票等。进一步地学会合理地管理我们的努力所得，能财务健康地好好生活下去，这样才能创造一个让后代也能够有稳定收入的经济状态。

作为一个母亲，我们可以行使财务大权，为家人们创造更为富足的生活。更富足的生活又会给予我们更多自由选择的权利，也让全家人更容易达到理想的生活状态。

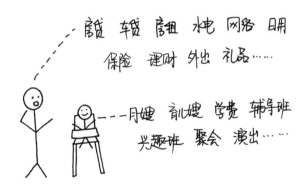

第五部分

出生之后
育儿生活

母婴界的权威人士西尔斯奶奶曾经说："宝宝终有一天会断奶，终有一天他会彻夜睡觉，这种高需求的育儿阶段很快就会过去。宝宝在你床上的时间、在你怀里的时间、吃奶的时间，在人的一生里都非常短暂，但是那些爱与信任的记忆，则会持续一生。"我相信这是一段每一个初为父母的人应该有的了解和觉悟，因为最初的几个月实在是对妈妈们的考验。

产后的百天大概是最艰难的了，许多妈妈甚至饱受产后抑郁症的困扰。事实上，几乎所有母亲在产前都对这样的困难没有做好心理准备，我们面临的这些困境来得太快太突然，没有预警也没有人告诉我们怎么做才是正确的。初为人母的经历在我们人生当中是如此重要，如果能分享和阅读这些感受，知道天下女人都是如此熬过来的，能从身边亲友获得某种慰藉，也许可以给所有新晋母亲们带来些许心灵上的鼓舞。

全职妈妈还是职场妈妈？

　　身边人经常提到"一孕傻三年"这句俗语，是指孕妈或新妈妈们的反应不如孕前快，有时候智商情商都不如往日的最佳状态。实际上是否真的如此呢？根据美国精神卫生研究所的专家研究，新妈妈确实长出了更多的大脑神经细胞，但这是以记忆力下降为代价的，所有与照顾宝宝无关的任务都被降级处理了，以便腾出大脑空间来处理和新妈妈身份密切相关的事儿。有些时候你总是会走神或者沉浸在自己的世界中，这就是大脑没有多余的空间存放其他想法了。除此之外，伦敦皇家医药研究生院曾经做过一项研究，在怀孕期间发现孕妇会出现脑萎缩现象，要到六个月后才能完全恢复正常。雌激素的猛增也会令记忆力一落千丈，这都是准妈妈容易健忘的原因。

　　就我个人而言，倒是没有特别明显的生理原因导致这样的情况。大多数情况下，是由于孕妈的睡眠不足或者摄入营养都供给了宝宝导致的，而产后的两年由于需要不规律起床给宝宝喂奶而缺乏休息造成了反应迟钝。孕产阶段的身体变化与女性智商是没有关系的，主要是阶段性的睡眠不足引起的记忆力衰退等，等过了这段时间就会恢复的。

　　身处职场的你可能会开始焦虑，担心自己低迷的状态影响到自己的工作表现。需要综合考虑各种因素来决定是否保留自己的工作。例如，现有的经济状况是否足够支撑房贷和日常开销？你的老板对你的工作要求是否苛刻？出差行程是否不可避免？如果身体出现特殊状况能请到假去接受治疗吗？你今后的生活重心是否会偏向宝宝的成长教育而非工作内容？

毫无疑问在有了孩子之后，大部分家务和教育耗费的时间和精力都主要由母亲承担。在这样的压力之下，是否还能继续在职场表现优异，追求事业上的进步呢？职场的拼搏本身就是一个充满不确定性的努力过程，需要付出巨大的努力赢得竞争。而宝宝的成长又是一个长期的过程，陪伴宝宝成长是人生中最重要的事情。

这是每个家庭都要作出的选择，身为母亲，你可以有以下几种选择：

全职妈妈、职场妈妈、创业妈妈，每一种选择都各有利弊，最终要看个人的取舍。

全职妈妈：

好处是在怀孕期间能够获得最好的休息，按照自己的习惯安排生活作息。如果有异常情况，在医嘱建议休息的时候可以轻松做到完全静养，没有工作压力，无需为工作费神奔波。较容易保持愉悦的心情。最大程度的规避外出的意外情况带来的风险。产后可以全职地照顾宝宝，对宝宝的教育有全权的掌握，能做到自己能力范围内对宝宝最大限度的关注。

但同时，会牺牲原有的事业，对家庭经济无法进行支持，可能造成和伴侣的关系转变，自信心下降，生活圈子缩小。感觉自己和宝宝被捆绑了，24小时待命为宝宝服务，什么都要自己扛。

职场妈妈：

好处是保证家庭的收入维持在较高的水平，有自己的社交圈子和事业，实现自我的过程中也养育了健康可爱的宝宝。

但是同时，孕期会较为辛苦，尤其一些要时常带着手提电脑出行的白领职业。由于工作时间较为不自由，有些时候身体不适需要协调工作才能休息，在工作的团队中可能给同事带来不便。在产后恢复工作以后，无法随时陪伴在宝宝身边，需要依赖老人或者保姆的帮助，可能会对宝宝幼年时期没法很好地照顾他而心怀愧疚。

创业妈妈：

在孕期和产后的时间都比较灵活，可以自由支配安排，接送孩子和参加班级活动都不是问题。

缺点是收入来源不稳定，忙于工作的时候偶尔缺席就会内疚，需要优先考虑宝宝的需求再安排工作时间。

每个人都有自己适合的角色，让一些在事业上可以有很大成就的母亲放弃自己的职业生涯来当全职妈妈是非常可惜的。但同时，为了宝宝牺牲了自己事业的妈妈们也是值得尊重的，她们选择了以宝宝作为生活的中心，并为此作出了最大的努力。我非常希望能够做一个兼顾工作和家庭的妈妈，这需要我身边亲朋好友的帮助。实际上，在深圳，有非常多这样的互助合作关系，同是一个幼儿园或者学校的孩子们可能会到一个母亲的家中先学习玩耍几个小时，一起吃个晚餐，等到他们的父母加班完成后再去接他们回家。这样由每家父母轮流或者固定一家负责的互助方式，能够使几个家庭从每日提前下班接送的负担中解放出来。这是高节奏城市的一种独特模式，几个家庭一起协力让所有人都释放出多一些的时间。

妈妈们的身份角色也不是一成不变的。如果有一天全职妈妈们认为孩子长大了就可以逐渐放手，可以重新回到职场实现自我价值；若有一天职场妈妈们认为孩子需要自己更多的投入，也可以选择在家创业或者当全职妈妈。在婚姻中能够保持独立人格的我们，有权利也有能力选择自己人生阶段所对应的生活方式。无论处于哪种状态，我们都会用自己的方式爱着孩子，为他们创造美好的生活，这就足够了。

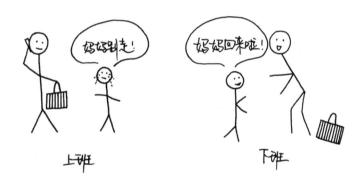

产后护理避坑指南

说到产后护理，大家最熟悉的大概就是盆底肌修复了。现在各大医院都非常重视这项产后修复工作，在42天的复查时医生总会建议你做个盆底肌测试，然后给出相应的建议，或让你回家后做凯格尔运动练习盆底肌肉，以恢复生育前的肌肉状态。

然而事情没有这么简单，产后护理还有许许多多的门类。例如体型体重管理、胸部特别护理、亚健康体质调理、女性特征保养、受损肤质修复、产后综合征调理、妈妈特需美容等，每个都会让你产生自我怀疑，想赶紧弥补一下自己，就算是徒劳也应该聊胜于无吧。从产后恢复这复杂的种类，你就可以知道孕妈们在产后身材管理方面面临着多大的挑战。

首先是体重增加难以复原，需要恢复增强机体的代谢功能。由于哺乳，还面临着胸型变形、乳腺萎缩，都需要进行护理。盆骨错位、臀部肥大下垂、内分泌失调，都会影响整个人的体态。妊娠纹和剖腹产疤痕的褪色修复，能让你的小腹显得不那么恐怖。

就拿我的一次骨盆修复体验来说。首先是进行了熏蒸，仿佛是有个水汽箱里面放了个中药包，熏得我一整天好像塞满了艾草的精油瓶，由内往外散发着中医药圣洁的清香，穿个道袍似个中医药师，大概能够忽悠到不少人。接着是精油按摩，不停地点着穴位按，据说这样才能有经络通畅的疗效。被按到髋关节附近的环跳穴那个酸爽，仿佛两条腿都要丧失功能了。最后上的是机器，打桩机似的带动全身肌肉抖动，大概类似最近流行的肌肉筋膜枪，产生高频率的振动作用到肌肉深层。其实也就是起到放松的作用，感觉和常规的按摩、热敷、牵拉等放松方法也没有多大区别。还有一个机器，用绷带环绕着胯骨一圈，通过充气膨胀和放气的方式让盆骨感受到收紧和放松。如果这样能够让盆骨瘦回原本形状，大概只需要包裹好自己的骨头，就可以调整整个人的骨骼吧，人人就都可以轻松改变自己的骨骼结构了。

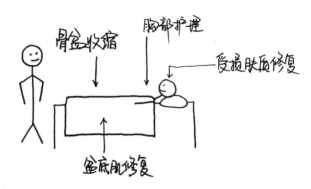

做不做这个护理疗程，总感觉是个交"智商税"的问题。这些产后恢复的内容，个人觉得基本上都可以通过瑜伽运动进行修复，只不过需要每天坚持。懒人的办法大概就是，孩子妈通过消费来自我满足一下，安慰自己产后也有可能恢复到产前年轻的身体状态，孩子爹则通过付账来简单省事儿地体现一下对妻子的支持。

现在各式各样的产后乳房修复，消除乳房肿块，说得特别耸人听闻，仿佛如果不做按摩就会有乳腺癌的后果似的。但其实从科学的角度来讲，乳房肿块一旦形成，通过按摩是没有可能消除的，而且不能受到外力刺激按压。乳房按摩不能丰胸，也不能治疗乳腺增生。除了用科学的手法排乳，其他乳房按摩的内容一概不能信。只有正规的"手法排乳"，模拟宝宝吃奶的过程，让乳汁有效排出，是不会有任何疼痛的。如果通乳师帮你按摩，你却疼得冷汗直流，那只能说明该通乳师不是很专业。

产后重识我的身体

如果你觉得孕期身体的变化已经使你认不出自己了，那么产后的身材更容易让你难以接受。孕期最明显的变化莫过于身体的膨胀，还可以安慰自己是为了宝宝补充营养而长的肉，但等宝宝出生后，却发现赘肉实实在在地留了下来，属于你一个人了。母乳喂养的消耗不仅仅在于每天身体的产出，而更在于对你乳房的摧残。怀孕前挺翘神气，但在哺乳过程中，首先胸部会膨胀起来，然后慢慢地下垂，变得好像牛羊的乳房。在充盈的状态下显得非常饱满圆润，一旦喂完奶就瘪下来，就像是倒空了的布袋子摇摇晃晃。因为缩水和干瘪，大概只有青春期少女的运动胸罩才是此刻最合适的文胸了。一开始你可能还没有感觉到这样的变化，但几个月后你就会发现这是个不可逆的过程，它变得干瘪和下垂，再也不会像以前一样坚实挺拔了。有许许多多的产后课程和健身教练会告诉你，这一切都可以通过合理的运动来改善。然而在我看来，这和把承重墙都打毁了的危楼外面涂一层涂料来粉饰一样没什么区别，仅仅是获取一些心灵上的安慰吧。

曾经的我是个沙漏型身材的人，纤细的上半身和细细的腰能让我穿得上很多掐腰裙，遮住我略微丰满的大腿，人能够显得比实际上还瘦一些。而产后的我,在腹直肌略微撕裂的生产之后,小肚子上的肉就非常顽固了。它们牢牢地粘在那儿,提醒着我曾经十个月没有好好健身运动带来的后果。不规律的妊娠纹密密麻麻地长在腰线边缘上,仿佛是用针线缝上去的一样,颜色从孕期的紫红色变为白色,像条不太美观的腰带。腰线也逐渐变得模糊,曾经那凹进的曲线充满了女性魅力的诱惑,如今只不过是连接胸部和肚子的一个连接线,基本就是条直线,让上半身一夜之间变成一块厚重的板子,或者连上肥大的屁股,成为一个梨形状。屁股上的肉已经肥厚到捏都感受不到疼。当我试穿自己曾经的衣服的时候,所有裤子基本都拒绝了我,无论原本的布料是什么样的,他们仿佛都在一起喊着"容量有限,你不能苛求我们塞得下你这肥硕的屁股和大腿"。

很多人会说,你应该尝试一下××紧身衣,这对产后恢复非常有效的。但我觉得紧身衣并不是一件对女性友好的物品。尽管评论和经验帖都告诉你,这个紧身衣超好用,我已经瘦了多少多少斤,并配上自己过度修图的照片,都并不能掩饰紧身衣是多么不舒适。我曾尝试穿紧身衣,努力想把我肚子上的肉都塞进那有限的弹力布料里面,好像要努力塞进一个快被撑破的香肠皮。紧身衣仿佛把我的内脏都挤在了一起,让我很难呼吸,更别说进食了。

这大概就是所有人在刚刚生产完之后要面临的自我,而所有的产后恢复和减肥,其实都是要在一天一天的饮食控制与运动健身双管齐下并持之以恒才能成功的。我认为,以中国人的饮食习惯来说已经是非常幸运的了,我们把蔬菜做出各种鲜美的味道，有那么多菜肴可以选择，而欧美人大部分时间只能吃吃沙拉，用一些羽衣甘蓝、鹰嘴豆、花椰菜、生菜之类喂养动物的蔬菜来保证低热量的纤维素。这些食品摇身一变成为了受人青睐的瘦身食品，要拒绝香喷喷的面包而吃生菜沙拉，不管是哪一国的女人，要减重真的不容易呀。

男人很多时候不懂得节食，长辈们也不能理解。在他们看来不吃饱基本直接等同于不健康。

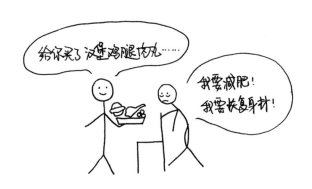

男人们："你真的什么都不吃吗？"他们会拿着香喷喷的肉丸子、肉包子、可乐鸡翅、鸡腿汉堡、牛肉炒饭在你面前晃悠，可能半夜还会为了庆祝周末点个榴莲千层蛋糕加餐。

长辈们："你还是一定要适量吃点，才能保证宝宝奶水的营养质量。"这样的饮食压力总是存在的，所以为了宝宝我还是持续摄入着大量的高蛋白，只不过碳水化合物是彻底不能吃了，否则一斤也别想减下来。

我："如果我实在减不下来，我就要考虑超声波减脂或者腿部抽脂了。"嗯，所以请支持我的日常节食吧，不然我可要做医疗美容院的"韭菜"啦。

　　到了一定年龄之后，肌肉不再像年少的时候那样能够随时保持弹性了，你需要不停地健身运动才能保持自己的青春感。而穿衣服的时候，更是需要挑选能够凸显自己身材的战袍。你懂的，有些时候一件非常衬托身材特色的衣服能够让你大放异彩。例如穿阿玛尼的商务套装去工作会议，就好像穿好了盔甲准备上战场，穿这套衣服会让你非常有自信。然而毫无疑问的，当你胖到一定程度以后，你的盔甲们也都不听指挥了，你再也塞不进这些盔甲了，这会非常影响你的心情。所以无论如何，要赶紧想办法瘦下来！

和增加的脂肪说再见

产后恢复体型是一件非常艰难的事情，每天都要上上秤，看看自己减掉了多少重量。说好的母乳喂养瘦得快，是在不狂吃涨奶食品的前提下。看到网上各种产后快速瘦身大法和成功瘦身的晒照，都只能羡慕地感慨自己做不到。生完宝宝以后我比孕前仍重10kg，大概是孕期补得过头了些，BMI直接挺进到肥胖的范围。穿着宽宽松松的月子服，还能够遮住我滚圆的肚腩和臃肿的屁股，但一旦想穿上自己正常时期的衣服，就会发现不是衬衣扣子崩了就是拉链拉不上了。你会说，可以去运动健身尽快恢复呀，而事情并没有这么简单，因为如果在哺乳期大量运动的话，身体会产生乳酸，这样宝宝只能喝变了味的"酸奶"了。为了以防宝宝闹着不喝新口味的奶，只能忍到哺乳期之后才能进行大量运动。

生产过程较为顺利的我，天真地以为产后就是简单地喂娃换尿布就好了，没想到病痛不知不觉缠上了我。首先就是感冒，还有腱鞘炎。从来没有经历过这么魔鬼作息的身体，短期内无法适应这样的节奏，不可避免地要来一场大感冒，让你把身体内所有的不适"发"出来。腱鞘炎则人称所谓的"妈妈手"，对于手臂力量不够强的妈妈们来说，每日抱宝宝的发力方式不对，会很快让自己的手腕酸痛不已，使不上劲儿。为了寻求专业的帮助，到医院骨科报到的我希望大夫能给我固定个石膏之类的，让我强行休息一阵子。大夫大概是见惯了我这样的"妈妈手"，建议我直接去体育商城买个护腕戴上，休息两周就可以康复了。原本健康轻松、连深蹲少了几个都要在意的我，在熬人的当妈过程中不断经历新的病痛，并习以为常。

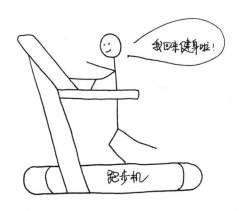

其实对于产后恢复的体重不必过分焦虑。虽然我们的身体会在生产之后，自动清除掉之前贮存的一些脂肪。一般来说，新妈妈们会在生产之后45天自动减去2.5~5千克的体重。在这段时间里你会发现自己经常冒虚汗，而且身体消耗非常大，这是身体正在恢复的标志。在这段时间里一定要保证营养的摄入，不要马上开始节食减肥，因为你的身体此刻非常虚弱。经历的生产过程对我们的身体是最大的考验，为了这次生产你的身体已经竭尽全力，无论是从精神上还是生理上都已经到了极限。我们身体储备的能量基本已经被消耗殆尽，就算你平时可能有健身习惯，感觉自己健康强壮，但此时此刻你都会感觉身体是从未有过的虚弱。在月子餐的搭配中，一定要注意健康食物的摄入，不能因为喂奶而喝下奶汤等太过油腻的食物，否则容易引起"追奶肥"。最重要的是要保证足够的蛋白质、维生素的摄入，才能让你的身体逐渐恢复到它原有的状态。简单来说，你的身体刚经历过"元气大伤"的一场浩劫，你要做的就是快速让它休息、恢复，重新焕发生机。

哺乳不容易，难于上青天

在哺乳期中，每过一个月，我就感觉自己需要获得嘉奖：你又挺过了一个月！不论是风平浪静还是波澜起伏的一个月，都不容易。对我来说，分娩的疼痛都是短暂的，而哺乳的难题却每天睁眼就要面对。根据各方专家的指导，宝宝的前六个月最好的喂养方式就是纯母乳。只要是母乳喂养可能遇到的问题，我多半都经历过。可是不管怎么困难，都想要坚持着给宝宝多喂一次母乳，希望她能更好地吸收营养，成长得更健康，这应该也是每一位妈妈共同的感受。也有一些时候需要借助配方奶的帮忙，现代的配方奶粉营养丰富，母亲们也不需要对纯母乳喂养有太多的执念。

哺乳和不哺乳是两个世界。来听听都是些什么东西涨奶吧：猪蹄花生汤、榴莲、鲫鱼通草汤、乌鸡汤。基本不是高热量就是高糖分，基本和瘦身食谱南辕北辙。不喂母乳的妈妈们可以轻轻松松地锻炼健身，我只能努力地吃着高蛋白维持着母乳的营养。虽然哺乳的妈妈们每天会多消耗1500~2000卡的热量，但是在食物面前也就是几口肉的区别，一不小心就过量了。

在睡眠上，哺乳和不哺乳的母亲也处于完全不同的世界。喂母乳的妈妈们半夜是不可能有整觉的，尝试一下睡懒觉，早上醒来就会有堵成"石头"一样的胸等着你。而一旦堵奶，奶量就会有所下降，多降几次就会心疼宝宝的奶不够吃了。更别提半夜堵奶过程中身体的痛苦，每疏通一次都需要通乳师上门，几百元一下就出去了。所以，三点、四点、五点、夜深人静的时候，你都要独自面对饿醒的娃和吸奶器。每天半夜的时候，我都要悄悄地从床上爬起来，努力睁着惺忪的双眼，蹑手蹑脚不发出声音以免惊醒听力灵敏的宝宝。装好消毒过的吸奶器，泵个十多分钟，把奶存储进冰箱，把吸奶器部件清洗消毒，抹上护理的羊脂膏，才能回去继续睡眠。睡眠断断续续的，脑子昏昏沉沉的，早晨醒来总感觉还没有睡够，大概就是深度睡眠缺乏的体现吧。

你一定想问，这么辛苦要持续整个哺乳期，一定特别难吧。有那么多的研究结果显示，母乳喂养最长可以维持喂养到两岁，一般来说建议喂到半年以上。母乳中有配方奶不能提供的大量营养成分，提倡母乳喂养的医生会告诉你，这些营养成分都是不可替代的，母乳喂养能让宝宝身体更加健康强壮。

说实话，是否母乳喂养真的是一个非常个人的选择。有些时候我们会对自己产生一些疑问：如果不喂母乳，我是不是一个坏妈妈？与别人相比，我是不是为自己的宝宝付出得少？我的宝宝会不会因此不够健康？如果母乳喂养中遇到了问题需要提前断奶，是不是我就没有对宝宝尽到自己作为母亲的义务？

曾经因为这个问题，我陷入到情绪的低谷。在宝宝出生后的前四周，因为需要宝宝多吸吮才能刺激母乳分泌，我尽了全力让宝宝多吸吮。每天都忍受着胸前的疼痛感，基本上每隔一个小时就要喂奶一次。每天每夜如此，就算白天再努力地补觉都难以弥补没有完整觉的深度睡眠。过度缺觉让我情绪处于崩溃边缘，身体上每一小时都要经历一次疼痛感让我每次都要咬牙忍受。在孕前的我只想到了分娩台上的疼痛，而完全没有预料到哺乳的历程将是如此的痛苦。大概前三个月就是如此的艰难，所以才会有那么多母亲容易得产后抑郁症吧。睡觉、喂奶、换尿片、洗屁屁，每天就是如此的循环，没有任何社交活动，陪伴你的大概只有家人和月嫂，以及一些最基础的关于宝宝的交流。我感觉自己就像一个没有感情的奶牛，每天的任务就是无限地满足宝宝的需求。缺乏睡眠会让人陷入一种未知的绝望当中，你会怀疑自己是否接下来半年一年都会是这样的状态，仿佛是无尽的折磨，身体在经历无限次上刑。事实并非如此，最困难的日子也就是前三个月，当你熬过了这段时间，宝宝就具备了对你微笑和与你交流的能力，你会发现相比于漫长的年月，煎熬的日子是那么的短暂，而换来宝宝的成长是那么迅速，一切都是值得的。

这前一百天的经历中，与你一起度过的家人非常的重要。因为身心疲惫，我多次感觉自己没法再坚持纯母乳喂养了，需要依赖于配方奶的帮助以保证宝宝的成长。一般来说，无论你的决定如何，家人是会支持你的。如果有人告诉你，只有纯母乳喂养的孩子才能营养充足健康，请不要理会他们。只有你处于快乐和舒适的状态，你才能全身心地去爱自己的孩子，而借此机会来给你压力、使你更加痛苦的人，都不值得存在于你的育儿生活当中。你要坚持保护好自己，才能更好地去爱自己的宝宝。

美国儿科学会建议母乳喂养12个月，至少前6个月要以纯母乳喂养为最佳。通常人们认为配方奶绝对比不上母乳喂养对宝宝健康，而实际上母乳喂养非常不便，对于母亲的时间安排是巨大的限制。而且由于身体需要承受的痛苦，大概能够给人以一种"我付出了更多，所以我更加伟大"的感受，因此提升了母乳喂养的地位。

与此相反的是，法国育儿观念不提倡喂母乳。法国主流婴儿杂志《Enfant Magazine》就曾写道："孩子出生三个月后还哺乳，会不被身边的人看好。"许多法国女人认为，奶粉喂养是丈夫参与的极好方式，给予母亲们睡眠的时间，还可以小酌一杯不需顾忌母乳影响孩子的发育。他们认为母乳并不比配方奶粉更加健康，而是没有什么差别，奶粉喂养的孩子们都非常健康。虽然法国孩子们都喝了大量的配方奶粉，但是健康检查上他们反而遥遥领先。在联合国儿童基金会的综合健康安全排名上，法国比发达国家的平均值还高了6分。

法国人没有理由相信配方奶粉可怕，或者把母乳神圣化。因为法国的历史文化认为，母乳喂养带有农民的作风，许多贵族家庭的宝宝被寄养在乡下的乳母那里。法国人一般认为，可能贫穷国家物质缺乏的情况下，例如对非洲的贫困妇女们来说，如无母乳，获取配方奶非常困难。对于母乳喂养带来的折磨和自我牺牲，法国妈妈们表示很难理解。

我们能够读到的所有母婴文章中总是建议，一定要尽自己所能给宝宝喂母乳。然而有些时候专家们也许完全没有考虑到每天的时间被分割得过于零碎的生活是多么痛苦，女性们经常需要打断自己正在做的事情急急忙忙回家喂奶或者找地方使用电动吸奶器。我时常感觉自己在母乳喂养用品上的花费甚至远超过宝宝食用奶粉的花销，例如电动吸奶器、储奶罐、储奶袋、防溢乳垫、温奶器、背奶袋、恒温冰包等，一旦堵奶了还需要寻求通乳师的帮助，大概母乳喂养也促进了母婴产品中一整个产业的发展。

母乳喂养的另一面，就是你不能够在自己的饮食上进行控制，因为你要保证宝宝的营养。为此牺牲母亲的身材，仿佛是大家不约而同的一种默契，这件事情是毋庸置疑的。如果你想要减肥，恢复原先的身材，最先受到质疑的就是你吃的食物是否能够保证奶水的质量。只有在选择了配方奶保证营养的条件下，才能够安心地实行对自己饮食的监督和控制。希望外界能够对妈妈们少一点苛求，减轻妈妈们面对社会要求母乳喂养的压力。

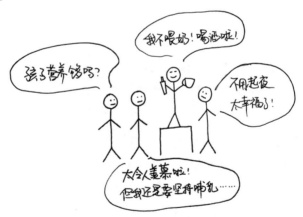

哺乳衣时尚

曾经我每天出门都会照镜子欣赏一下自己的好状态，但是生娃后，照镜子就成了噩梦。特别是在最初的几十天，一看到镜子我简直要昏厥过去，心情受到了暴击。看到老公拍的照片里没有滤镜的自己，我拒绝承认那就是我，还差点和他吵了一架。看到镜子中的自己身材逐渐走形，皮肤日渐松弛，双眼无神无力，双下巴逐渐明显，因为哺乳而衣冠不整，家居服各种奶渍，我都怀疑自己怎么把生活过成了这鬼样。因为形象不佳可能导致自信心下降，社交意愿降低，灵魂逐渐枯萎。所以我们还是需要战胜懒惰和放任，在产后做好形象管理，让自己尽早恢复到美好的状态。

作为一个合格的喂奶女工，你的衣橱里肯定要备好各种各样的哺乳衣，因为有了宝宝之后，你的衣服选择就应该考虑他的需求啦。想象一下你穿着漂亮的紧身连衣裙外出，而宝宝突然饿了，你只能手忙脚乱地把衣服脱到半裸状态才能喂宝宝，这画面实在不太好看。哺乳期只能选择松松垮垮的上衣、包裹系带式的连衣裙、秘密开口喂奶层的套头衫，等等。

如果你还是希望能够在这样的条件下不放弃时尚，以下这些小建议你可以考虑采纳。

　　首先你要选择的是图案复杂一些的宽松衣服，因为纯色的衣服会让你的一点点溢奶都特别明显，而紧身的面料会让衣服贴在身上构成尴尬的曲线。

　　专门哺乳衣会有多种开口方式。例如前面系扣子的，打开不显眼的开口就能喂奶；侧边开扣子的宽松上衣，可以从侧边喂奶，保持正面衣物的完整；或者拿围巾披在肩上，美观的同时能够挡住吃奶的宝宝；分体套装和宽松的运动衫较为实用，宽松的上衣能够从腰部上拉到胸口。

　　由于哺乳期你的上围肯定远胜于怀孕前，所以不要着急着把自己塞进自己以前的衣服，过于紧身的衣服会摩擦乳头让你不舒服，并引起堵奶，甚至引起不合时宜的泌乳反射。最主要的是，挑选你觉得舒服的、宽松的、可以遮挡的衣物组合，让自己和宝宝在喂奶的时候也保持优雅的形象。

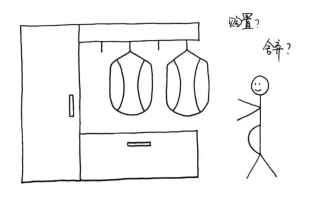

一些奇怪的辅助工具

关于防溢乳垫：

防溢乳垫这种消耗品，总是用得很快。哺乳的时候，当宝宝在一侧吸出奶阵之后，另一侧会有漏奶的现象。如果不垫好防溢乳垫，衣服就会湿嗒嗒的；如果垫了但位置没对好，衣服同样湿嗒嗒的。我时常想，这玩意儿发明之前的女人们都是怎么奶娃的？每次都要换一件衣服吗？

根据所有防溢乳垫的使用要求：每次用完之后均应进行更换，以免滋生细菌。然而每次喂完奶以后，因为忙着给宝宝换尿布等，很容易忘记更换，而且有些时候觉得就湿了一点点，算了吧，不换了，结果过会儿皮肤就痒了。一天喂奶多次，光换这个就要耗费我好多脑细胞和体力。

有什么解决方法呢？要我说，这昂贵的产品还不如直接使用干毛巾。在一侧哺乳的时候，用干毛巾垫在胸前的另一侧，换边时只需要挪动毛巾即可。

关于集奶器：

有段时间我在追奶，希望能够增加奶量，人们给我推荐一个叫作集奶器的小玩意儿。根据使用指导，当宝宝在一侧吸的时候，如果来了奶阵，通过挤压集奶器在另一侧乳房可以收集溢出来的奶水，可以逐渐帮忙增加奶量。使用这个玩意儿血的教训就是，千万不要长时间吸在身上，乳头会水肿发痛，需要四五天才能恢复正常。只能在使用时轻轻按压几次就松开，才是正确的使用方法。

在我使用这个集奶器的时候，我发现，即使是不满月的宝宝，都有非常强烈的自我保护意识。原本吃奶非常温顺的宝宝，一向都是眯着眼睛慢慢喝奶的。当我使用集奶器时，她突然开始猛烈地踢脚，而且是对准了集奶器用力猛踢，一脚就把集奶器给踢掉了。我一开始觉得她是调皮，把集奶器重新拿回来用，结果她又是一脚把集奶器踢掉了。反复几次过后，我发现她是有意识地在踢，而且是瞄准了在踢。她一定是在另一侧吸奶的时候发现，这个集奶器会"偷"她的口粮，她用了力但是吸不到什么奶，因为被集奶器吸走了，于是她要用力把它踢走。还不满一个月的宝宝，她对抢自己口粮的"敌人"有着非常清晰明确的认识，并且要积极地除掉这个抢她粮食的小坏蛋。

我得出了这么个结论，宝宝都是有先天智商的。他们可能有很多事情都不懂，都需要我们的教导，但是在吃奶这件事情上，小婴儿们可聪明着呢，他们本能地不会让自己挨饿的。

关于温奶器：

市面上的温奶器都挺鸡肋的。一般来说需要调整温度到40℃之后再加热大概20分钟，才能让想要加热的母乳达到宝宝可以喝的温度，而且有些时候瓶子的外表层热了，里面却还是凉飕飕的。当宝宝在一边哭闹着饿了要喝奶的时候，必须5分钟内就搞定才不会闹出大事儿，20分钟实在是等不了！虽然所有的育儿书都会说，过热的水会让母乳失去原有的营养价值，但一着急起来还是开水热奶最快了。唯一安慰自己的办法，就是在热的时候不断地微微摇晃瓶身，让母乳均匀受热，应该就不会有那么大的营养损失吧。

宝宝偷偷蚕食的空间

　　大概在宝宝三个月大的时候开始，玩具就已经开始慢慢地占据家里的各种空间了。沙发上，有充气的彩色气球；茶几上，有视觉教育的彩图卡片；床头床尾，多了宝宝的小白兔小玩偶；简约利落的房间设计里，多了几条彩色的婴儿防撞条；浴室里多了宝宝的洗澡盆、游泳圈和塑料小动物玩伴；房间里多了专门的宝宝柜子，塞得满满当当；随着年龄增长东西不断增多。每当想要扔掉一些不再用得上的东西，就会有那么个想法：将来生个二胎还用得着。没法断舍离了，都得好好收藏起来。大城市里的房子，每一平方米的价格都不低，若不好好学习收纳，宝宝的东西就会悄悄地蔓延，让你宝贵的房屋空间塞得满满的。每周都需要进行整理收纳，还要及时进行吸尘打扫，有了宝宝更需要注重家里的卫生。

　　宝宝的衣橱更是一个大工程。现在大家物质条件都挺好的，宝宝有着强大的后援团，包括她的爷爷、奶奶、姥姥、姥爷，我的闺蜜朋友同学等，一个个都为宝宝准备了漂亮的衣服。小女孩的衣服更是让人爱不释手，基本就是女人所有衣服款式的缩小版，短袖长袖毛衣棉衣，连衣裙纱裙蓬蓬裙，一个也不能少。毕竟自己的宝宝只有一个，怎么看怎么可爱，恨不得把世界上最好的东西都买来给她，几件衣服算什么，果断买买买！

然而宝宝的衣服大概是最快过时的了。我还穿着五年前买的裤子呢，而宝宝1个月前买的66码衣服马上就穿不进了，只能全套更新成73码。

宝宝的腿长得特别快！好多连体裤穿着穿着就变成了七分插秧裤，有一种田中耕作的气息。这时要赶紧帮她替换掉不合适的尺码，不然就会影响她的髋关节发育。只能让这批稍小了的衣服退休吧。

沾了奶渍的纯棉衣服，有好多在领口洗净后都还有着淡黄色的印记，总不能让宝宝穿变色的衣服吧，于是又有一批衣服光荣退休。

还有一些衣服，看着挺不错的，穿上身却感觉不怎么透气，又或者装饰有些累赘，不知不觉就不会再穿了，一切要以实用为出发点。

当妈以后，透过现象看本质的能力真是迅速增长。例如，宝宝的所有东西只有全棉的才会考虑，自己则需要宽松和有弹性的上衣才能方便施展开身手，裤子才是照顾宝宝行动便捷的最必要单品，再好看的高跟鞋皮鞋也没有充满弹性跑得快的运动鞋好用。自己的衣橱逐渐变得更加简单朴素，同时也是为了宝宝做出的小小牺牲，空间就是这样不知不觉地被宝宝蚕食了。

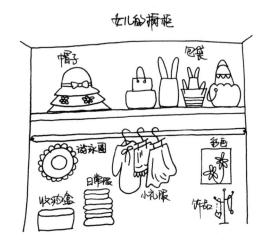

纸尿裤的选择

宝宝纸尿裤的选择是一道终极难题。宝宝在1~3个月时每天要用8片左右，3~6个月则是每天6~7片，6个月以后还要每天5~6片。即使从两岁开始不用纸尿裤，也需要4000片左右的用量，更别说拉肚子等突发情况的加量。选择困难症的妈妈们，总会面对难以抉择的选择题，你要给宝宝用什么款式的纸尿裤才是最好的？

然而当你认真开始研究，会发现品牌不是唯一的选择题，还有购买途径。天猫旗舰店？国际旗舰店？天猫超市？孩子王？微商？网易严选？京东自营官方旗舰店？相信我，你从天猫超市和国际旗舰店买的货很可能是不同的。

市面上的纸尿裤品种有三十种之多，而测评也是公说公有理、婆说婆有理。翻来覆去你也猜不透这篇测评到底是什么机构写的，科学性如何，而且说不定是收了哪个纸尿裤商家钱的托儿。一般来说检测的内容包括：甲醛、吸湿渗透性能、透气性能、高吸收性树脂残留单体，等等。妈妈们需要根据自己宝宝的情况，从不同的维度选择适合自己宝宝的纸尿裤。夜尿多的，需要避开吸湿渗透性能一般的纸尿裤；长期处于较热环境的宝宝，要避开透气性能一般的；容易红屁股的敏感肌肤宝宝，则要避免丙烯酸单体残留较多的。

　　除了纸尿裤以外，还有许多需要做选择题的物品。例如儿童牙胶、儿童牙膏、防溢乳垫、各种奶粉、儿童防晒衣、儿童防晒霜、安全座椅……每天翻看各种评测和种草的我，总感觉自己做的功课一点也不比学生时代少。更别提以后上幼儿园还要帮娃做各种手工作业的难度了。我真希望身边有个全能的妈妈朋友，什么商品都试错过，能给我一本最傻瓜式的指南，我只需要完全跟着买买买就好了。然而事情没这么简单，因为每个妈妈和宝宝的习性和消费观都不同，要找一个能完全符合自己的攻略太不现实了，还是得自己一个一个挑，一件一件试。

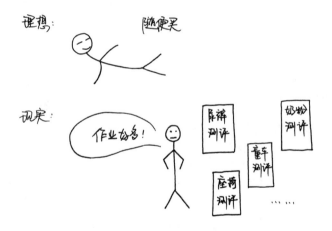

当妈的听觉与嗅觉

原本我和先生都有自己的音乐喜好。例如我爱听欧美的R&B音乐，他时常听港星的经典老歌。有时我们也能寻找到共同的兴趣点，一起听个演唱会、音乐会或者音乐剧等，享受一下视听盛宴。

但自从有了宝宝，我们的音乐喜好直接切换为同一种类：儿歌。因为只有这种音乐，能让宝宝兴奋地拍起手来，摇头晃脑地投入其中。别的音乐都缺乏儿童歌曲的魔力，只有儿歌那欢快而节奏感极强的旋律，才能调动起宝宝的热情回应。再后来，连车上的音乐也全都替换成了儿歌，只为让宝宝能多听一会儿。听觉世界，就这样翻天覆地地改变了。

作为母亲，嗅觉与常人是不同的。以前我喜欢研究香薰的味道，还是香薰蜡烛类品牌的忠实顾客。比如日本抹茶青竹香、石榴西瓜、百合桃花、桉树迷迭香、甜橙雪松、莲花白茶、樱花郁金香等，不仅仅在房间必须摆上香薰油，车里的香薰和泡澡的浴盐一个都不能少。每一种不同的香氛，都会给自己全新的感受，愉悦的、宁静的、甜蜜的，心境都会有所不同。

然而当妈以后，你的嗅觉将会用在另外一些地方。首先你得克制一下香薰的使用，泡澡的时候，我们会沉浸在香氛之中，但有些人工合成的香味对宝宝来说太刺激了，最多也就只能给她闻闻花香吧，在不过敏的前提下。原来我还依赖于纸尿裤上的蓝色线条来判断宝宝的排尿，而现在一靠近宝宝就能闻到熟悉的味道。有时候宝宝的放屁和拉便味道实在是太相似了，我们还没有办法完全准确地进行判断，但是她如果莫名不耐烦地闹起来，再加上味道不对，就一定是需要给她换尿布、洗屁股了。如果有红酒品鉴师证的嗅觉考级，我的这个嗅觉一定已经可以获得高级鉴定师的证书了吧。

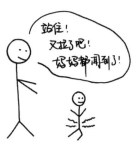

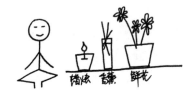

去社康的那些事儿

婴儿期几乎每两周都要带宝宝打一次疫苗。婴儿的疫苗种类非常多，预防接种的原理，是通过接种抗原刺激机体，使宝宝体内产生特异性抗体来对付细菌、病毒。全身反应有发热和周身不适，一般发热在38.5℃以下，持续1～2天均属正常反应，回家多喝水多休息就会好的。如果有局部感染、无菌性脓肿、皮疹、血管神经性水肿、过敏性休克等，都是比较严重的异常反应，需要及时就医，所以所有打疫苗的宝宝打完疫苗之后还需要观察半小时，观察是否有不良反应，以确保安全。

去社区健康医院真是一种全新的经历。原本自己有个什么小病，都是去大医院挂号，让专科医生进行诊断。但是宝宝的疫苗，都是在社康中心接种的。打疫苗的人群包括婴幼儿、中小学生，只要你想接种疫苗，都是要去社康中心的。每次都要抱着宝宝穿过各种年龄层的人群，到登记台拿号登记，抱着宝宝走进打疫苗的小屋子，抱着宝宝坐上板凳，让医生给她打针。每当打疫苗的小屋子里有哇哇大哭的小孩，我就为自家娇嫩的小宝宝感到担心，真想给她搞个大大的真空罩，让她听不见可怕的哭声。才三个月大的她，不会说话，也不会表达，只会用小手紧紧地抓住大人的衣服，害怕地左顾右盼，小脸涨得通红，想要得到安慰，也想逃离那个只会给她带来针刺痛感的小屋子。但为了她的健康，疫苗是不得不打的，我只能用身子挡住那些哭闹的宝宝，让她看不见能安心一些。大概去私立医院接种能有更好的一对一服务吧，不过大部分妈妈们还是会选择去公立的社康医院，毕竟许多疫苗都是政府补助的免费的。偶尔也会碰到一些友善的阿姨们，看到我笨手笨脚一脸迷茫的新手妈妈样，都会耐心地指导我整个打针的流程、疫苗的月份以及各种小病的预防。每打完一次疫苗，宝宝的免疫能力就又得到了提升，再可怕的打针过程也是值得的。

除了打疫苗之外，还有一些小的病症需要到社康进行检查。由于跑社康的次数太多，常驻的医生都已经认得我们了。她们笑着说："啊，你们家的宝宝皮肤这么白。"宝宝的皮肤过于娇嫩，总有一些这样那样的小问题。

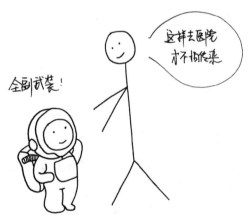

当宝宝生病的时候，每个当母亲的心情都会非常急切，恨不得把病嫁接到自己身上，让宝宝不要受苦。有些时候，宝宝身体一旦有个小状况，也不知道是他自己接触到了什么过敏

源，还是妈妈食用了什么不应该食用的东西让母乳中有的物质被宝宝吸收后过敏的，这种时候只能寻求医院的帮助。然而忧心的妈妈是整宿都睡不着觉的，只想守着宝宝睡觉，祈祷病情千万不要恶化。每个母亲都要积极应对每天的新情况。特别是不慎让宝宝得了什么小病痛的时候，如果是由于自己的原因，每一个母亲都容易陷入深深的自责和愧疚中。这种愧疚感又是难以排解的，因为母亲往往认为自己是最需要对孩子负责的人。

如果你把孩子留在家里，自己回到公司上班，你会感到愧疚，因为没有很好地陪伴孩子；而你把工作丢下去照看孩子，你也会感到愧疚。我们的社会培养了母亲们的这种愧疚，因为这种耗费时间和精力的情绪体验有效地阻止了女性觉醒，去通过法律途径表达愤怒。社会上所有专家们提出来的对于"好母亲"的定义，都在时时刻刻告诉你做得还不够好。一定程度的愧疚感是有益于成长和进步的，我们会努力做得更好以达到更高的标准。但也有很多时候，由于愧疚感的拖累我们会变得疲劳、易怒、厌世。现代生活当中我们非常看重权威的声音，相信科学的建议，而忽略自己内心的声音。这些所谓科学的建议，都高高在上，都让女性无法相信自己，不敢作出自己的选择，生怕自己做得不够好。现代的女性，其实需要比父母辈有更强大的内心，才能在信息的洪流中坚持自己，去抵抗自己的内心不被愧疚感绑架。

辅食的讲究

　　宝宝的辅食实在是令妈妈们头大的一门学问。当宝宝成长到6个月以后，就要开始补充辅食。经过这段时间的辅食烹饪培训，也许我已经可以拿到一个营养师证。本着求知和科学的育儿态度，我在母婴论坛上找到一份在网上流传非常广泛的6~12个月宝宝辅食添加表。其中仅是6月龄的就包括了核桃油、土豆泥、胡萝卜泥、南瓜泥、红薯泥、芝麻酱、紫薯泥等。7月龄的辅食就更加复杂了，每一餐里都需要加多种食物，比如鸡肉松、牛肉松、冬瓜、芋头、西兰花、蛋黄、菠菜、香菇粉、虾皮粉、猕猴桃泥。到了8月龄之后，每顿早午餐和点心都复杂到让念的人舌头打结：菠菜花菜鳕鱼粥、苹果洋葱南瓜拌鸡肝、山药胡萝卜乌鱼粥、胡萝卜雪梨炒鸭肝粥、花菜红薯鸡肝鸡汤面、紫菜虾皮奶酪小饼……经过对宝宝辅食的学习研究，足以让每一个女人成为一个营养师兼厨师。只有搭配出最均衡的饮食才能保证宝宝的发育，这确实不容易。

　　很多时候，妈妈们希望自己家里能够像美国电影里的超级英雄蝙蝠侠那样，有管家，有女仆，有厨师，能够轻松完美地搭配出宝宝每日的饮食。但绝大多数的现代妈妈们都还活跃于职业岗位上，没有足够的时间保证所有食材的选购、烹饪的时间以及营养的搭配能够完全符合要求。其实更简单的做法是，在统一采购食材之后，在早晨一次性做好当天所有的辅食餐并放入冰箱中。每一次需要使用的时候拿出加热即可。至于食材的选择，如果能与大人的蔬菜食谱相互结合就更好了。其实给宝宝做营养辅食的同时，对我们自己的饮食也有很强的指导作用。总体的原则就是在保证营养的基础之上，更多样化地去选择食材的种类，保证所有的维生素、蛋白质摄入都能满足身体的需求。

我们经常会发现，一些母亲陆陆续续开始学起了烘焙，甚至有一些母亲开起了自己的烘焙小店，给朋友们赠送自己制作的饼干。其实这一切都是源于宝宝的需求，因为宝宝们热爱吃面包和蛋糕饼干等。在每日的辅食中，越来越多的妈妈们开始使用烤箱制作面包等食品，这也不失为一种拓展自己副业的方法。

在育儿的过程中，我们接触到了从前从未涉及的领域，拓展了知识面，开发了新技能。孩子的成长也促使我们成为更全面的自己，在这过程中我们发现自己还能有新的特长，能去走一条与自己预想不同的道路。就算是小小的辅食，也能启发我们在烹饪上新的灵感和潜能。

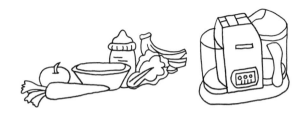

断奶的心理建设

断奶不是一件简单的事情。尽管在哺乳过程中，妈妈们可能遭遇了N次堵奶的状况，每天的时间都以2~3小时为单位被分割，影响到了妈妈们的正常生活甚至是身体健康。但我仍然觉得喂奶是自己和宝宝之间交流感情的重要形式。到了需要返回工作岗位的时候，或每天背奶不适合自己的工作性质的时候，我就要迫不得已断奶了。由于从小就是混合喂养，许多时候都是通过奶瓶喂母乳，宝宝对吸吮乳头并没有太多的依恋。我也没法想象那些习惯了亲喂的家庭中，非常依赖母亲的宝宝们，甚至有一些是需要奶睡的宝宝们，如何可以安心地离乳。

美国的西尔斯医生说过，"营养学家和内科医生建议母乳喂养至少要持续到宝宝1岁，大多数宝宝对食物过敏的情况已经好转，营养需求也跟之前不一样了。断奶是个人的决定，如果母子二人中有一个或者两个人都准备好了，就可以断奶"。其实最主要的选择权，不在于营养学家说的是什么时候，不在于旁人怎么要求你，也不在于会不会被人评判，而在于你自己对于你们母子关系的判断。我们每个人都希望能够喂奶喂得久一点，因为母乳是孩子最好的食物，哺乳也是最温馨的亲子时光，但每个家庭都有自己的实际情况，要按照自己的情况作出选择。理想状态下，母乳能够提供足够的营养，并对宝宝免疫力有益。但有些宝宝长期喝不饱，妈妈也因为频繁地喂奶而疲惫不堪，如此的哺乳过程让母子都无精打采、哈欠连天、食欲不佳、免疫力下降，哺乳已经得不偿失的情况下，还是要酌情断奶的。

作为母亲要认识到，断奶不仅仅是让孩子不吃奶了这么简单的一件事。自己的心理建设也很重要。断奶应该是值得庆祝的时刻，断奶之后孩子作为个体变得更加完整，因为这代表着他作为独立个体的生存能力更强了。我们总想要给宝宝最好的爱，但实际上孩子的成长无时无刻不伴随着和父母的脱离。从母亲身体的一部分到出生，他们先是从肉体上与我们分离；我们休完产假恢复上班，没法朝夕陪伴宝宝，这是每一天的绝大部分时间都在分离；断奶以后，孩子脱离我们的怀抱，可以吃更多种类的食物，补充更加全面的营养；他还会独立行走，不需要我们的牵引；会离开家去上学，寄宿在学校；会赚钱供养自己，组建自己的小家庭……这一切成长的过程，他们对于母亲的需求都会逐渐减少，因为他们逐渐独立，能够更好地照顾自己。

如果你做了断奶的决定，就可以慢慢开始执行，给自己的身体和宝宝适应的时间。你可以逐渐减少喂奶或者吸奶的次数，每次稍微有一些涨奶的感觉也尽量忍耐多一会儿。比如说，每天原本喂6次，就逐渐减少到4次、3次，再到只有1次，就能不经历堵奶的疼痛，缓慢温和地断奶。当宝宝想吮吸的时候，要温柔而坚定地拒绝宝宝，慢慢地宝宝就会理解。在他有需求的时候转移他的注意力，用一些玩具、食物让他开心。千万不要可怜孩子，不要心怀愧疚，因为孩子能够察觉到你的同情，并哭得更加厉害来获得更大的同情当作要挟。这样的困难以后还有很多，鼓励和引导他去做对的事，而不是一味地满足，长远来说对于全家人都是好的。

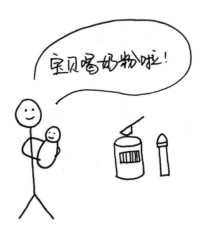

离开宝宝的每分每秒

　　带宝宝出门不是一件简单的事情。你需要考虑到所有可能发生的情况，并且备好所有可能用到的物品。当他还是个小婴儿的时候，必须带上的就有尿不湿、隔尿垫、手口湿巾、棉柔巾、小被子、可折叠座椅等，折叠好婴儿车塞进车后备厢或者带好背带。如果需要过夜，清单就更长了，睡袋、奶瓶、奶粉，最爱的毛绒小兔、被褥，等等，车后备厢装得满满当当。长辈们总是不太能理解为什么现在年轻人育儿需要这么多的装备，他们经常认为这是"现代大城市青年的铺张浪费"，并表示"你小的时候只需要简单的几片布尿布就能搞定"。带着宝宝走访长辈，他们最关心的往往就是宝宝的成长，而且十个长辈有九个都会认为宝宝太瘦了。"你们营养补充得够吗？宝宝看起来有点瘦，发育良好吗？"你需要不停地深呼吸才能忍下这充满关爱的埋怨，组织自己的语言，通过充分的证据来说明你已经给他们补充了所有必需的营养。

　　偶尔会有一个离开宝宝去旅行的机会，虽然只有短短的几天，但是每个父母内心深处都挂念着孩子。当我需要离开宝宝两天去别的城市的时候，我曾以为自己会特别放松，远离了繁重的家务和照顾宝宝的任务，难得放一天假，一定要享受这段没有"小拖油瓶儿"的时光。外面的世界依旧精彩，有那么多好玩的好吃的，有商店、KTV、桌游室、游戏厅、博物馆……然而每到一个地方，我们总是忍不住感慨："要是宝宝也在这儿，看到这些新奇的场景，会是多么可爱的表情！"当晚，我和先生两个人面面相觑，总感觉在豪华的酒店房间里少了一个宝宝。不知道我们不在家的这一天，她吃的好不好？有没有好好地玩耍？睡眠时间够不够？会不会觉得爸爸妈妈不在身边有点不对劲。宝宝清晨会不会因为今天没有见到爸爸妈妈而影响心情？于是两人无心在新城市找乐子，满脑子都是对宝宝的担心和思念。当和家人视频时，看到宝宝大大的眼睛看着屏幕咧开了嘴在笑，悬着的心才放下来，隔着屏幕感受到宝宝的可爱。

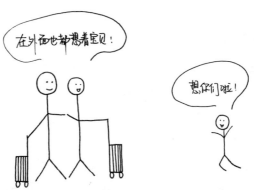

在回程的游轮上，身边一个大叔不停地开心大笑，用超大的音量对着手机视频通话里的宝宝喊着宝贝，生怕宝宝听不清。虽然音量巨大，实在扰民，但这激动的心情确实令人感同身受。我和先生都在倒计时，看啥时候能够到家看到宝宝，生怕她睡着了错过和她玩耍的机会。

　　带宝宝的日子里有酸甜苦辣，很多时候我们都到了累到倒下的边缘，但孩子们的成长已经成为了我们生活中的一部分，每一天都习惯于和他们一起度过，没有了他们也许我们的笑容不会那么多。能够陪伴他们走人生中最初的日子的我们，也同样是幸运的。

第六部分

亲友支持
妈妈社群

作为人类，我们的每一个个体都会经历从出生到独立这一段异常艰辛的过程。这个过程必须征用某个女人的躯体以及生命，她们奉献出自己所有的时间和精力，打破自己原有的生活节奏，重新适应新的家庭结构和分工，脱离原有的社交群体。这一个时期，身边人的支持变得异常关键，如果没有他们的介入，许多母亲们会感到自己是一个人在漫漫长路上前行，而引发恶性情绪的积累和循环。亲情和友情，原本在我们独自生活时没有那么明显的效力和联结，但在此情形下却比任何时候都更有精神上的鼓励和支撑的作用。

比亲情友情影响更大的，是婚姻关系。孕产期的这些情况都是第一次在你生活中出现，要如何去从容应对？你的伴侣要如何给予你支持？你们的关系会不会受到影响？夫妻两个人的关系会发展成什么样？孩子在你们的关系中起到了积极还是消极的作用？如何合理地在育儿的同时，关注对方的需求，互相体谅对方的难处？两个人，从恋爱关系向婚姻关系，再到共同育儿的关系，一层一层递进。育儿的责任重大，任务繁重，在这样的重压之下，婚姻中的爱人们应该时常从日常生活中抽离出来，去关注对方的心灵和身体，因为两人对于彼此而言是独一无二的。好的婚姻和情感关系，才能更好地支持未来育儿和教育。等到孩子长大后也许会住校或者离家，那时候又会是两个人的世界，希望你们到时候还仍然是情投意合，白头偕老。

闺蜜们，我们还是好姐妹吗？

　　与处在不同人生阶段的闺蜜们努力地保持交流，非常需要友情的支撑。作为在朋友中较早步入孕妈阶段的我，和一众单身的或刚结婚的姐妹们相比，确实是走向了下一个阶段的转变。

　　作为她们中的曾经一员，过去的讨论话题大概是昨天朋友介绍认识的男友送的礼物是不是合意，明天要不要和实在没有未来的男友分手，在哪儿能碰到真正靠谱的男人，哪个男人买的房子房价又涨了。对于年轻的我们来说，社会这么大，能找到一个情商智商都在线的意中人并考虑组建家庭，往往比工作还更重要。如果他高大帅气，多金慷慨，阅历丰富，那就更好不过了。

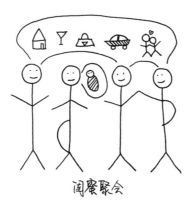

闺蜜聚会

但进入孕妈状态之后，考虑的事就比以往多很多。正因为知道了怀孕的不易以及组建小家庭要面临的问题，不知不觉就成了考虑得最多的那一个女人。单身时候顾虑的许多问题在婚姻中显得微不足道起来，而原本并不注重的一些品质却越来越让人觉得重要。

在孕期里，丈夫只有一种特质最为可贵，那就是真心的爱与呵护。一个充满体贴和关怀的丈夫，能够让你感到这个小生命不仅仅是母亲一个人的责任和任务，而是两个人共同在一起爱的结晶，是美好家庭的未来，两个人都将用心去培育呵护他。

许多夫妻由于工作原因或者其他的打算而被迫异地生活，所有的异地夫妻都是极为不易的，因为孕期脆弱的十个月里，有没有人陪伴度过产检都会直接影响到你的状态。就算再优秀再出众的男人，也需要女人认真考虑为此而做出的牺牲是否可以接受。现代人的生活中，家中的猫猫狗狗能缓解我们一时的情感需求，但真正能够一同走下去的人，最好是能陪在身边。这个阶段不管是什么样的生活选择，找到一个温暖的人，两个人一起为了第三个新成员努力的过程都很重要。这是比找一个物质经济条件好的男人更长远的人生投资，会影响到另一个生命体的未来，再谨慎也不为过。

一件仿佛是约定俗成的事情是当你的宝宝来到这个世界以后，你的朋友们就逐渐消失于你的世界了，除非你能够很好地协调日程安排。你和朋友们在产后的关系很可能只能维持信息上的亲密。那些曾经说要一起分娩的好朋友们都忙着去做自己的事儿了，工作、约会、看演出，反正就是"离开"了你。

说起来也不能怪任何人，友情这种东西非常看缘分，因为你们生活的关注重心不同的情况下，聊天的内容自然会受到影响。当你们相处于不同人生阶段的时候，你关心的是宝宝的成长，而你的朋友还在寻找合适的夫君，很多时候就会如鸡同鸭讲般，"频道"很难一致。设想一下，当你单身或者刚结婚的时候，会好奇身边朋友孩子的睡眠好不好，吃奶多不多，会不会翻身，或者是呕吐和排便习惯怎么样吗？与此同理，你的朋友们不处在这样的人生时期，她们也不会对宝宝这个话题太感兴趣。可能你对婴儿的照顾开始有了自己的心得体会，认为自己的经验和建议可以帮到身边的人，但你的朋友们一点也不想听，毕竟距离她们还很遥远，这个知识储备完全可以以后再做。

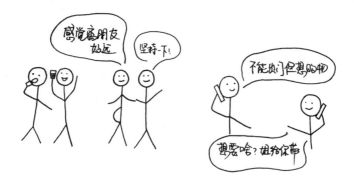

为什么我们的友情会渐行渐远呢？从妈妈们这方面来说，主要是因为心思全都在宝宝身上，过于忙碌，兴趣不同，或者是不想离开孩子。宝宝占据了我们绝大部分的时间和精力，以至于我们很难分出一些精力去维系自己的友情。例如你昨晚起夜了六次，这周以来宝宝每天晚上都起夜三次以上，并且白天也不得安宁，你不仅醒的时候手忙脚乱，睡眠也严重不足，还有一堆碗、一堆衣服没有洗。这时候你的朋友打电话问你能不能出门一趟，我相信你只能选择没法回应了。没有孩子的朋友们很难理解带孩子是多么消耗时间，她们只有亲身经历才会明白。所以不管我们曾经多么信誓旦旦地和闺蜜说，地球不停转，友情不会变，但事实就是当妈以后时间将不再受到自由意志的支配，它往往取决于你优先级最高的那位宝宝是否愿意给你分配一些自由的时间。

但这样的困境也是一个好机会，这能够让你进行一些思考，对自己的人际关系有一个分层，想清楚自己的好友中究竟有哪些朋友是最为重要的，而哪一些关系是无需强行维系的。你可以把朋友们分为三种类型：

贵宾VIP类：她是我最值得维系的朋友，不论花费什么代价我也要努力保持和她的友谊！这类朋友对你来说非常重要，你们之间的友情的深厚是常人无法达到的，也许是你十多年的老友，也许曾经给你雪中送炭，也许和你的默契无人能敌。在混乱的育儿生活中，她仍然会对你有积极的影响力量，你们都愿意为了这份友谊作出一定的妥协和调整。那么有一些小建议，你可以考虑一下：

1.考虑她的感受

也许她的人生规划中没有生小孩这个方向，或短期内不做考虑，那么你们聊天可以毫无顾忌。而如果她最近很想要一个小孩，你就应该要注意自己信息的输出了。比如你很想吐槽最近为了宝宝每天不得安宁，但这样的吐槽肯定动摇不了她要孩子的决心，只会让她心情更加糟糕。可能她努力了很久还没有成功怀上孩子，很容易还会迁怒于你对她的不体贴。所以要站在她的角度考虑她的心情。

2.对她的世界保持兴趣

不管她处于什么样的生活状态，都对她的工作、学业、人际关系和爱好都保持兴趣。对她所描述的近况都进行理解，也和以前一样关注她的观点和感受。在这一刻，把孩子的事情放下，用心聆听她的生活，对她的生活提出你的看法和建议，就像以往一样。

3.控制你自己的倾诉欲

也许你恨不得每分钟都谈论自己的宝贝，但你要控制你自己！当你的朋友开始走神，眼神开始游离，或者打哈欠，或者上厕所去了，你就应该反思一下自己是不是一直都沉浸在自己的世界中，忙于描述自己的育儿困境了。

4.温习你们的共同点

当初你们成为朋友一定是因为有一定的时间、地点的碰撞，并且交流上互相理解，有一定的共同爱好和特点才能成为朋友。例如你们都爱好听音乐会，曾经经常结伴去听，那么此刻找找你们最爱听的歌剧吧。如果没有足够的时间，可以给她写一段文字，说说记忆中你们曾经一起做的事儿，是你们铭记在心的欢笑或泪水中度过的美好时光。

普通未知类：我也不明朗走向。也许很可能我们现在友情就会断掉，也可能不会。

我也曾经有这样的朋友，因小小的误解逐渐疏远。我们以为自己会一直维持好友谊，但是因为误解不断加深而越走越远，以至于到了两人分道扬镳的地步。但在怀孕的那一刻起，我们又重新联系上了。我说对自己曾经所做的一切很抱歉，希望她能够原谅。她说，她也有一定的责任，没有顾及我的感受，一切都过去了，我们还可以是当年的好姐妹。人生道路这么长，我们不知道在哪个转角，又能够和曾经的朋友遇见，又可以给对方精神上的支持，又可以谈论着一起曾经共同度过的时光见证自己的过往。所以不要纠结于有些友情的未来，可能只是暂时搁浅了，如果有机会，我们可以重新让这份友谊恢复它原来的样子。

"很遗憾"类：大概她真的没有办法理解我，也不愿意为我而将就，也许到了结束的时候了。

有些友情很难去挽回，因为毕竟我们的人生在不断前进，总有一些人不能陪你一路走下去。成年人友情的消逝往往也是悄声无息的，我们不再会像年轻时代那样用极端又激烈的语言去表达，因为我们都成熟了。现在的我们，只可能是消失在了对方的社交网络、微信朋友圈，邮件和信息逐渐不再往来，等等。当走到这样的境地时，不要惋惜，因为每个人都有自己的生活，珍惜你们曾经在一起的美好时光，记住曾经相伴的温馨，就是对友情最大的尊重。也不要怪罪于你的宝宝让你失去了这个朋友，因为照顾好宝宝是你目前最大的责任，其他的一切为此让步也是可以理解的。

在此，我想作为新手妈妈，写一封信给我亲爱的朋友们。希望可以给你们一点参考，你可以在这个基础上，让你的朋友们更加理解你的情况。

我是真的没有时间，而不是不重视你。很可能我会很长时间不回复信息，或者聊着天就不见了，是因为照顾宝宝需要花费大量的时间，一会儿要换尿布，一会儿要哄睡，一会儿要洗澡，一会儿要喂奶，总有这样那样的事情会让我腾不出手来。

我很想继续在微信上一来一回地回复消息，但可能打个电话集中地聊十分钟对我来说更现实一些。

我感觉我并不擅长这份工作，但我真的需要全身心地投入进去，有太多我不懂的知识需要学习，当母亲每天都需要吸收知识。有时候我觉得自己做得真的很不好，请你多鼓励我，让我有信心继续坚持下去。

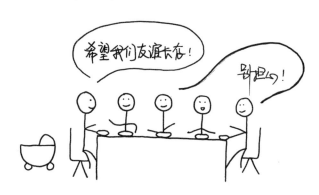

如果我突然放鸽子说没法参加聚会，请相信那都是不可抗力造成的，例如宝宝生病了需要去医院，或者实在没人能够照顾她。为了喂奶我出去聚餐的时间加上来回路程不能超过四五个小时，这是我没法控制的，希望你能够理解。

如果我很长时间没有发朋友圈状态，销声匿迹了，是因为我的生活重心此刻都在宝宝身上。我也知道你可能会有自己的生活重心，例如考试获得证书、筹备婚礼事宜、工作升迁变化等，我们互相理解对方的状态，在合适的时间再聚在一起好好畅谈，晚一两个月不会影响我们的感情。

你可能希望来看望我，但是我真的没办法用乱糟糟的家来招待你，真的感觉有点难为情。我也希望生活井井有条，但是有孩子之后不可控的事情太多了，我只能尽力。我的脑袋有时候也都是乱糟糟的，时时刻刻在担心宝宝，所以可能会忘记你的生日、忘记你的信息、忘记我们的约定，等等，请你不要介意。

即使我的宝宝可能不那么可爱，我也希望你表现得喜欢她，对她的行为进行肯定。因为对她成长的肯定就是对我作为母亲的肯定。她会是我人生最重要的一部分，我希望你能够接纳她，因为我也会对你未来的孩子一样疼爱有加的。

给自己和先生一个假期

从备孕期间开始，可以做一些怀孕后不太方便进行的活动，不留下什么遗憾，例如骑马、蹦极、滑雪，等等。喜欢安静运动的你也可以逛一逛城市里一直没机会去的博物馆，到影院看一场午夜场电影，去最想去的餐厅用餐，到最潮的酒吧蹦蹦迪。

怀孕以后，孕妈都需要谨慎考虑出行，路途遥远与难以到达的地方，如果能不去就不去了。在整个孕期过程中，除了孕中期身体负担较轻可以正常活动之外，孕早期和晚期都是不适宜旅行度假的。我本打算着假期要去一趟向往许久的新西兰，看看奶牛，泡泡温泉，结果突然到来的宝宝让我庆幸自己还没买机票。但闷着的十个月实在是太漫长了，而且实话说，一旦宝宝出生，休息时间就少之又少了，产假就好像是全天候加班似的，哺乳期完全走不开。叠加起来，两年都要无法呼吸其他城市的空气，实在有些煎熬。展望一下明两年的旅行计划，不管去哪儿都得要塞满一车的尿布和玩具，还有各种瓶瓶罐罐。

其实有一个很不错的getaway放松办法，就是在你的城市中寻找一个你不常去到的区域，找一个舒适的度假酒店住下。如果是海边或者山间的酒店就更棒了，可以很好地脱离都市对人的禁锢。呼吸新鲜的空气，眺望平日里见不到的自然景色，会让人有不一样的开阔心境。一定要注意选择一个天气晴朗的日子出行，雨季的地板一滑倒可就出大事儿啦。

怀了宝宝的日子一定是比较辛苦的，而相较之下之前的二人世界非常珍贵。所以要珍惜孕前时间，可以随时开启说走就走的旅行，可以睡到自然醒，在被窝里赖到舒服，再出门去喝个下午茶或者去个不错的餐厅，来一杯小酒享受一下夜晚的都市风情。理想、爱好、旅行、人生是主要的话题，两人的沟通围绕着自我的需求和发展，两个有独立人格的人由于互相吸引而走到了一起，并选择了一起生活。

当宝宝进入了人生之后，就在怀孕的那一刻开始，事情就复杂起来了。更有甚者，从备孕的一刻就开始了。两性生活更多地带有一些功能性，它不再是一种消遣娱乐活动，而是一种需要完成的任务，排卵试纸随时都陪伴着你，想要宝宝的压力无形之中让你们夫妻每个月都掰着手指头数数这个月是否有好运降临。闺房之乐需要靠自己创造，新环境、新衣服、新电影等都可以让两个人之间的关系升温。两个人能够更加浪漫、更加相爱，试图要宝宝就不会是一个沉重的负担，而是一件有意思的事及两人一起努力的方向。

婚姻和孩子捆绑着两人的感觉会有所加强，更多时候柴米油盐的琐事占据了两人的大部分空间。如何给宝宝购置最好的婴儿产品，安装婴儿床和烘干机的步骤，现有的房产贷款与宝宝支出的平衡，未来宝宝上学的学位房和学校选择，做饭和擦地都是否已经完成。在这些琐事之中，你所爱上的人本身的爱好学识和那些性感迷人的地方都逐渐淡化，互相扶持和贴心照顾的特质才是最好的表达爱的方式。在这样的考验之下，婚姻的意义才更加明显地显现出来，如何和爱人找到分工合作方式互相帮助一起走下去，是极为重要的。这需要两个人都投入其中，无论是以什么样的形式。

在这样的生活之中，能抽空出去度个假，对两人心灵的放松是有极大的好处的。从日常生活中抽离出来，脱离琐碎的家庭事务，真正地享受几天无忧无虑的二人世界，呼吸一下新鲜空气，找回浪漫的只有两个人心灵相对的感觉。

孕期旅行应该要注意哪些事儿呢？我在这里列个注意事项小清单，可供做旅行计划时参考。

首先，征得你的医生的同意。在你去产检和医生沟通的过程中，提出自己的旅行计划，让医生判断你的情况是否适合出行。一般情况下，如果你的身体没有妊娠期并发症，或者离预产期很近，医生都会给你开绿灯的。

其次，要考虑到自己的孕期情况，考虑合适的度假时间。恰当的旅行时机对你的孕期至关重要。如果你还在不稳定的孕早期，还在经历着恶心和疲劳，旅行会加重你的不适，还是应该尽量避免。随时可能发动的孕晚期，你的身体已经比较笨重，有一定的风险没有办法在自己熟悉的医院进行分娩。交通工具也很重要，例如大多数邮轮都不会允许怀孕超过24周的孕妇登船，国内和国际航班对于孕妇也都有各自的规定，要提前查询好相关规定。

对于目的地的选择，应该慎重选择气候条件较好的地区。太冷或者太热的地区都不太适合，例如去非洲、南北极、高原地区等有挑战性的旅行目的地，可能会因新陈代谢与平时不同，身体容易出现不良反应。旅行时宾馆要尽量选择舒适为主的，交通工具要有空调或者暖气，避免阳光直射。最好不要去需接种特定疫苗的地区，或容易滋生恶性传染病的地区。

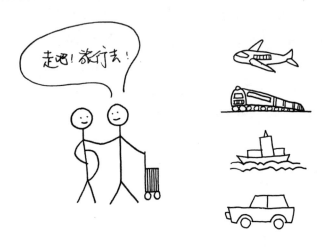

对旅行路线的安排，应以宽松为主，充分考虑到孕期休息的需要。比如在一个目的地旅行五天，会比五天内玩遍五个城市更好。住一个舒服的酒店，自己安排行程，会比跟着旅行社观光更加灵活。

在整理旅行箱的时候，要注意准备好足够的应急药品。例如足够多的维生素、健康的小点心、肠胃用药等。在外旅行要注意饮食安全，尽量选择食材干净的餐厅。保证碳水化合物和蛋白质的摄入，保证身体的活力。补水也是非常重要的，对全身的新陈代谢必不可少，也可以避免脱水。但应该注意不要喝直饮水，一定要喝烧开过的白开水。

对于不同的交通工具，要有一定的准备。如果乘飞机出行，应该尽量选择靠前的座位，上下飞机的时间能够短一些。

也尽量选择靠近过道的位置，可以在飞行的过程中多起来散步活动，伸展身体。坐飞机有时难免延误，增加等待时间，应该备好自己喜欢的食物，提前做好计划。如果乘汽车旅行，可能路途较为颠簸，最好准备好颈枕和靠垫。乘火车旅行，也应该准备好足够的食物，尽量选择舒适的卧铺。坐船则容易引起晕船，可能会加重孕妇原有的孕吐，如果有别的交通方式时请尽量避免乘船。

家庭任务的重新分工

在产后差不多两个月的时间里，我都处于一种对宝宝过度关心的状态中。这种奇怪的激素引起的心理大概就是大家产后抑郁的源头吧。在这段时间里，总是控制不住自己地认为只有自己是最担心宝宝一切的，只有自己最呵护宝宝，而身边的家人都不够上心。明明都是一心为宝宝努力的家人，就是对他们缺乏信任感。事后想起来，这真是被本能驱使干出来的傻事儿，其实完全是没必要的担心。可能育儿理念有所不同，但是对宝宝的爱心和热情，家人都是一样的，完全应该放心信任他们会作出最正确的选择。

随着宝宝的来临，我们都要面临家庭任务的重新分工。在怀孕期间，由于孕期反应及对油烟味的排斥，你可能没法再继续下厨，只能由丈夫、家人或者保姆来完成每天的伙食，当然比如我有些时候出于没有胃口甚至依赖于外卖。许多家庭中笨手笨脚不做饭的丈夫很可能没法解决伙食问题，那么随着父母的到来，家庭成员就会增加到四人。这种新的家庭相处模式在帮助到了新生儿家庭的同时也取代了简单的二人世界。我们原本随性而为的乱糟糟的生活即将变得规律健康起来，整个家庭的结构会发生较大的转变。

　　在这样的变动过程当中，你和伴侣的关系会不知不觉地有所改变，腾出时间进行交流是很有必要的。宝宝出生后在伴侣身上的时间会变少，两人是否能够接受浪漫时光的减少呢？与父母的相处时间会增多，如何处理好与父母的关系并和睦生活？家庭角色和家务分工都会变化，是否会因为一方照顾子女，无法工作而对经济造成压力，使得伴侣的工作强度增大呢？对于养育子女的期望值也会有所不同，是要进行强度较大的精英教育还是自由自在的快乐教育？在这种情况下，互相扶持真的非常重要。在疲惫的育儿过程中，还需要讨论两人轮流"放风"的可能性，给自己一些私人的休息空间和时间，不丧失生活中那些有趣的部分。

　　除了与伴侣的关系之外，在宝宝出生后的很长一段哺乳期间，你都可能需要父母持续的帮助，你是否将孩子的养育全权交予他们还是自己占据主要角色，这些都是需要做出决定的。有一些我认识的夫妻，自身在大城市打拼，将孩子交给父母在老家抚养。交予父母教育是否放心，回归职场是否能够安心工作，或者是选择一种时间可以自由支配的工作方式来保证对孩子的陪伴，都会面临着不同的挑战和结果。也有一些妈妈们喜欢选择早教班、托儿所、幼儿园等教育行业的相关工作，保证自己在工作的同时可以兼顾宝宝的教育，这也不失为一种两全的选择。

期望值，高还是低？

对于大部分妈妈来说，孕早期是最关键的。早期的宝宝特别容易不稳定，时常出现的身体小状况都必须引起重视，以防还是胚胎阶段的宝宝在一不小心之下有个三长两短。当我们还是单身的时候，曾经认为怀孕生娃只是一个必经过程，并没有什么难处，也都见到了身边人幸福抱娃的样子，从来不认为有什么困难。但实际上操作起来并没有这么简单，有许许多多令人无奈的情况都会错过怀孕的可能，例如身体因为其他的原因正在服药而无法备孕，错过了合适的时机，或者因为一方的原因无法受孕，或者两人身体健康但没有成功等。在必要的时候，借助医学的力量才能顺利达成心愿。

如果能顺利怀孕，就要定期到医院进行产检。整个孕期过程中会经历许多次的产检，从最早的一两个月一次，逐渐缩短到三周、两周、一周、每天检测，检查越来越密集。当我第一次拿到产检计划的时候，看到各种各样的产检名称，三维、四维、排畸、血压、糖筛、胎心监测，简直令人眼花缭乱。原来有这么多的检测需要面对，不禁有些不安，感觉要过五关斩六将才能通过这项任务。不过再想想，宝宝的身体器官在妈妈体内时就能得到检测，倒也能够排除一些疾病的可能，是对宝宝出生后健康的负责。每次检测总是令人紧张的，时刻担心着宝宝的所有项是否达标。

绝大部分的准妈妈们会选择大型公立医院进行产检，而去医院的次数真不算少。根据产检手册，在孕早期13周之前要进行一次产检，孕中期有三次检查，孕晚期则较为密集，需要有8次左右的检查。这是最基础的检查内容，如果中途有特殊情况，留院观察等多种检测的时间就更长了。医院往往科室复杂交错，人来人往，作为一个行动不便的孕妇全程跑上跑下办手续缴费实在是太辛苦。无论如何，有一个人能分担产检时候的跑腿任务是非常必要的。

在重要的产检节点，例如三维、大排畸这几个关键性的产检时刻，我们总会希望准爸爸能够在身边，能够与自己共同分享这些对宝宝来说关键的时刻。无论是好的消息还是坏的消息，能够一同面对和接受，对于整个家庭都意义重大。每个准爸爸都会有一些陪产假，可以在一些重要的月份陪同你到医院进行检查。这对于人潮涌动手忙脚乱的医院之行是很有必要的，毕竟你跑上跑下排队缴费都极为费劲。怀宝宝是两个人的事儿，你们也会很享受这种同时看到宝宝生长情况的时刻。

但现代人的工作压力如此之大，节奏如此之快，甚至每个晚上和周末都需要加班的大都市里，很难想象一个忙碌拼事业的小伙子能够经常在工作日抽出时间来到医院与准妈妈一同等待医生的检查。再加上偶然突发性的出差，领导对于完成手头任务的要求，这使得准爸爸们很难满足每次都在场的要求。然而孕期的荷尔蒙作怪会让很多准妈妈们焦虑不已，无法接受准爸爸的缺席。

在这个问题上，我还是倾向于对准爸爸们要宽容一些。有些时候在公司事务上实在走不开，会影响自身职业发展的情况下，通过雇佣保姆、父母亲过来支持之类的途径都可以使你在医院的行程上得到帮助。在信息传达如此快的现代，就算是有一些重大的消息也是可以第一时间通过视频或语音的方式进行沟通的。还有许多异地的夫妻，本身为了生活就不具备能够在对方身边陪伴的条件，准爸爸们都很难做到亲力亲为。

对家里的男人们宽容一些吧，等到孩子们真正出生之后，还有许许多多需要互相扶持度过的时光，处理繁杂的小事儿更需要彼此的包容。选择一个与你真正心灵契合的伴侣比什么都更重要。也许你们曾经都是一起在餐厅和酒吧挥霍无度的年轻人，在进入婚姻之后的目标如果同样是为了下一代做好一切，那么无论是以什么形式，男人在育儿中的参与都是值得鼓励的。也许是经济上的无忧无虑，也许是家务活的分担，也许是包揽所有在外的跑腿活儿，但都是在一同努力为了宝宝创造良好的生活环境。这种时候，产检是否在场只是人生这一盘大棋中很小的一部分，不要让激素控制了你的情绪，相信自己的另一半，一切都会好起来哒。

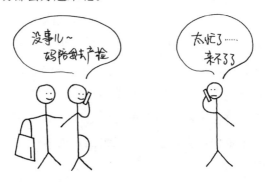

克服攀比的小心思

一开始孕妇们的友谊起源于我们处于同样的人生阶段，我们也都面临着相同的症状，可以互相帮助和支持，聊聊身体的变化，聊聊产检那些事儿，指导一下应该怎么做。

但有时聊着聊着就很容易变味了，"你们老公有没有陪你们产检呀？我老公说了，请假也要坚持陪我去。"说者无心，听着有意，偶尔有老公没法陪着自己去的时候，心里就会有些不平衡，抽完血还要自己拎着包。为啥同样是孕妇，别人家的老公就能做到事事周到，我的老公就老是抽不出时间？

慢慢地，聊天就会变成一种竞赛，有没有准备好新房子迎接宝宝？去公立医院还是私立医院？去不去月子中心？家人有几个可以帮忙？买了多贵的床和婴儿车？这场看不见硝烟的竞赛无处不在，不知不觉就在你的心中埋下了不满的种子。可能在心里多了一个"小本本"，记着所有自己丈夫做得不够完美的地方，产生"自己丈夫不如别人"的印象。

我有一些朋友，控制不住要加入到这个洪流之中。这样的攀比无处不在，只要是你参与了社交，这样的攀比就能找到你，例如各种各样的母婴群。无论是什么渠道加的母婴群，总有一些特别爱聊天的女人，喜欢晒出自己给宝宝买的名贵物品。例如有一位宝妈，每天都在妈妈群里播报自己的生活。她让别人从国外给孩子代购了全套餐具，还要专门给宝宝安置一个碗柜。她请的通乳师是900元一次的，虽然市价只要500元左右一次，就是因为通乳师半夜也乐意上她家为她处理堵奶情况，就买单起来绝不手软。

看起来，有钱人的生活就是这么轻松愉悦，令人眼红。她说得开心热闹，可群里就有很多人开始感到不快乐了。谁家能随随便便就900元一次地给通乳师缴费？大部分人不都是靠着自己努力通乳，尽量避免堵奶的吗？原本以为在实体店里买的可爱餐具已经够好的了，偏偏又有人要在自己眼前显摆国外设计师的昂贵货。

对比之下，差距仿佛无所不在，生活的点点滴滴美好都在巨大的金钱优势下被摧残得不足挂齿。在攀比中感受到的不自信和不满足，转化为对自我的反思和对恋人能力的质疑，就会变成一片悬在家庭上空的阴影。你看不到自己生活中的阳光，是因为这片攀比带来的阴影遮挡了快乐和幸福，让你的生活暗无天日。

要找一个最典型的文学形象来描述这样的状态，就是福楼拜的《包法利夫人》的主角——包法利夫人。在阅读全书之后，不得不佩服作者对于人性的洞见。主角是一个家境一般、心智平庸的女人，但她却小有姿色，还有一颗拒绝现状的野心。正因为不甘于现状，羡慕上层阶级花天酒地的生活，因而掉入了偷情的陷阱，最终迫于债务压力自杀。

有人说她自私、愚蠢、虚荣、狠心、庸俗、势利，一切是咎由自取。但实际上，她的欲望和需求就潜伏在每个人的潜意识里。我们也许走不到债台高筑的那一步，但是也有信用卡可以透支生活。我们羡慕武装到牙齿的昂贵的婴儿用品，羡慕孩子可以尽情玩耍的宽敞房子，但短期内又对自己的境况无能为力。

哲学家尼采说过，"他人即是地狱"。比较心的本质，其实是一种隐藏在虚荣下的不自信，只有当一个人的自我认知不足、对自己定位很模糊的情况之下，需要借由与别人的比较来获得存在感或者是优越感。我们看不到对比对象的全面，他们人生的所有维度并不是旁人能够都掌握到的，所以我们对比的出发点都比较狭隘，欠缺足够的说服力。

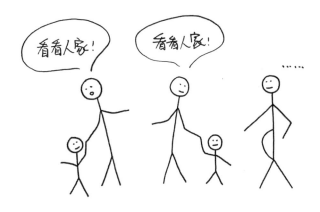

例如我们看到了别人花了大价钱去月子中心享受星级酒店的服务，但没有看到她的老公忙于工作根本没空陪伴和照顾她；我们看到了别人特地为宝宝布置了婴儿房，但没有看到他们省吃俭用地节省装修费用和每日奔波装修房间；我们看到了别人的老公请假陪伴去产检，但没有看到他在下班后忙着去应酬直到深夜才能够回家。我们太容易用自己的苦难和辛苦去对

比别人的辉煌，而对别人的苦难却毫无所知，陷入糟糕的情绪中。在孕期特别敏感的我们，要足够坚定去相信自己的生活方式，不要去和别人盲目比较，要相信自己的选择对于宝宝和家庭都是最适合自己的，那就足够了。所有的烦恼，都缘起于攀比之中。如果你希望过得开心，应该排除社交生活中的杂音，关注自己的生活为主。不要在盲目的攀比中失去了对自己和孩子的关注。找到适合自己的生活方式，并且享受这个过程，才是最好的状态。

谁是更好的妈妈？有裁判吗？

生完宝宝之后，妈妈之间悄无声息的竞争也是存在的。身边总是有那些追求完美的妈妈们，或者活跃于小红书之类的论坛，通过晒出一些小事获得优越感，例如自己母乳过多宝宝都吃不完、宝宝睡整觉特别乖巧、宝宝抬头或者翻身比别人早了几天什么的。真可惜这些没有奖项可以颁发，不然我相信大家会更加疯狂地晒娃。这种竞争不仅仅出现在妈妈们中间，还出现在宝宝的爷爷奶奶辈之中。比如，宝宝的奶奶会有朋友发信息问宝宝需要起夜几次？当她发现对手是一个从晚上十点睡到第二天早晨七点的宝宝以后，大概内心还会有一种轻微的挫败感。

其实这种竞争从宝宝在肚子里就开始了，不知道为什么总是想要比拼一下，也许是想要说明宝宝表现优秀，证明自己比对方强，是一个更为成功的家长吧。在经历过多次的谈话交锋之后，我逐渐发现了一些妈妈对话中暗藏的玄机。字面意思和实际含义可是完全不同哦。

"噢亲爱的，你孕期怎么胖了这么多？"实际含义：我在孕期饿的时候可都只是喝香蕉果昔和吃黄瓜熬过去的，你这样老吃高热量食品，婴儿出来可能会肥胖的。

"你居然不母乳喂养吗？你确定一点奶都没有了吗？"实

际含义：如果有奶还不喂给宝宝的话，他以后成长发育就没有像我这样纯母乳喂养的身体健壮了哦。

"你没有听胎教音乐吗？"实际含义：我的宝宝可是听了巴赫莫扎特的，以后音乐素养极高，你这样不给孩子听音乐是要落后的。

"你居然还用护肤品！你确定检查过成分是完全无危险成分的吗？"实际含义：你该停用你的美容产品了。

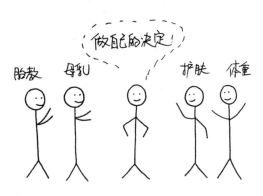

在宝宝出生以后的前几个月，宝宝的"奥运会"就开始了：几个月的时候会抓东西了？几个月的时候会翻身的？几个月的时候会笑的？几个月的时候会坐了？几个月的时候会爬的？几个月的时候会说话的？如果你有哪一项慢了一些，宝宝如何做到的，都会直接体现你作为家长对他的锻炼和教育程度如何。如果你每项都做得很糟糕的话，你大概就是个"不合格"的家长啦。这和几年后大家都要面对的"家长微信群"一样，是家长们的"小江湖"。

不过，在妈妈群中的交流也不仅仅是竞争和攀比。更多的时候，是妈妈们的"树洞"，是同病相怜的战友们，是彼此安慰的朋友们。你们可以让孩子们一起玩耍，而享受一些成年人谈话的时光；可以聊孩子的琐事，告诉自己你家宝宝并不比别的宝宝调皮；还可以看看别人家是否和你家一样乱糟糟的。

所以，放下自己的小心思，多和妈妈们交流吧！远离那些爱攀比竞争的妈妈们，去和心态平和的妈妈们组成"战略同盟"。相信你们的互相支持能够让育儿生活变得一路有人相伴，温馨愉快。

产后的婚姻关系

刚生孩子这几年是对夫妻感情考验最大的几年，家庭和婚姻的关系会受到前所未有的挑战。从我们结婚至今，只有两个人的世界简单而轻松。而一旦到了生子的此刻，很多从来没有过的矛盾都会产生并暴露出来。有时候，在经济条件有限的情况下，我们会要去经历很多并不太愉快的事儿。从公立医院的排队产检那长长的队伍，到拥挤的公交车和地铁上的摇摇晃晃，到生产床位位置需要和另外三四个家庭挤在一个房间，都可能让人倍感难受，并大概率准妈妈们要转嫁痛苦给伴侣，因为他理应分担。

带一个新生命来世间，这段日子对于每个家庭都是开心并难熬的，只是大多的日常鸡毛蒜皮小事不足为外人道也。准妈妈们在孕产期间的伤痛极难平复，然而慢慢也都平复了。因为婚姻就是这样一个存在：享福有你，受罪也有你。宝宝出生的前100天，对于所有人的婚姻都是一个非常态的考验，它把所有人都推到缺乏睡眠、忙于奔波、家庭矛盾的边缘。虽然你可以理解为这是一个暴露问题的机会，让你能认清身边人真正的面目。可能从此你就会对他们有新的看法了，也有新的态度了。但从另一个角度来说，这就是最糟糕的情况了，如果你们能够挺过去，一切都会慢慢好起来的。最好的情况当然是夫妻恩爱、父慈子孝、兄友弟恭，可放眼现实，又有几个家庭能做到？看似别人家都是一切安好，其实岁月静好是需要付出巨大的日常努力的。

人生总是多风浪，平静恩爱的日子值得珍惜却并非理所应当。相信这段最难的日子会过去，然后迎来收获的时期。"是啊，有的日子是钻石，有的日子是石头，有的日子只比老鼠屎好一点。"——劳伦斯·布洛克《小城》

结婚就好像开了一个情感储蓄账户。两个人的关系当中，日子好的时候，一起出门享受的时候，我们都能存进去一些美好的回忆和感情；而当日子差的时候，我们就只能靠消耗一些账户中的存货支撑我们过下去。有了娃以后的日子，就感觉在慢慢地消耗我们的情感储蓄账户。从恋人变成了队友，我们的关系主要是以娃为中心来构建的。从原本两点一线的结构关系，变成了金字塔状的三角形，塔尖的那一点就是宝宝。在忙乱的家庭生活当中，我的形象大概就是随手绑起的团子头发和素颜脸上大大的黑眼圈，而我先生的衣服上总是有那么一滩宝宝的口水。

如果要为孩子的爸爸寻找一个育儿当中的角色占比，一般来说百分百的平等是不太可能的。我们总有一种约定俗成的思想认为，照顾孩子和洗衣做饭都是女人的工作，有时候男性帮忙刷刷碗，整理打扫房间就是非常理想的状态了。有一些全职太太们更加认为，所有事情能够让自己操办最好了，这样的自我牺牲可以充分体现她们的价值，她们以把家里的一切包办好为生活中最高责任，而丈夫们只需要和孩子们一起享受就好。

在许多的中国家庭里，都能看到妈妈们操心忙前忙后，而丈夫在沙发上玩手机打游戏的场景。有些时候，对于过分疲倦的母亲们来说，实在是没法忍受一个完全没有作用的队友，因此爆发出许多家庭矛盾，影响到夫妻关系，而导致婚姻不再那么幸福。

然而国外的奶爸们并不是这样的，他们不仅承担推婴儿车、拎奶瓶、抱孩子、换尿布之类的体力劳动，还承担更多对宝宝细节的照顾。爸爸抱着宝宝出现的频率非常高，因为他们体恤到妈妈们的力量有限；他们把宝宝们抱上汽车的安全座椅并检查好安全带，因为对于车的一切他们更加熟悉；他们还能经常为宝宝泡奶粉喂奶，可以给妈妈们一些外出的时间。许多时候父母的分工协作搭档得更好，参与感更强，分担了非常多中国式亲子关系中理所应当地属于妈妈们的劳动，让妈妈们有更多的时间和空间进行休息和工作。

我们总认为"拼妈"拼的是妈妈们的时间和体力，"拼爹"是财富和地位，在历史上一向都是这样分工的。每一个家庭都有自己的分工，但是在这么多女性生育后还仍然保持工作的中国社会，是否应该让女性承担所有的辛苦呢？真正相爱的两人，并不应该简单地复制自己原生家庭的分工和结构，把所有的亲子育儿任务都交给母亲。在婚姻当中，我们更需要的是一种互相理解和体恤的心态，怀有一颗感恩的心，因为每个人对家庭所作出的贡献都是值得珍惜的。育儿的工作量永远都在那儿，每天都有新的任务，有些时候乐于配合可以让一切都更加高效，达到事半功倍的效果。爸爸们因为不忍心让妈妈一个人承担所有的任务，所以会牺牲自己玩耍的时间参与到育儿过程中来，而妈妈们因为能有另一半的辅助能够获得心理和生理上的支持，两人的关系能够维持一个平稳而充满爱的氛围，这大概是婚姻中最好的状态了。

现代人的婚姻，很多时候是一种生活方式的冒险，而这个冒险从爱情阶段就开始了。你所爱上的是一个什么样的人，你要去如何接受他的一切，婚姻是否真的适合相爱的两人，你们是否能够做到婚后分工并不影响两人的感情，找到一个真正舒适的方式，这一切都是需要花上好几年去探索的东西。但无论是怎样的情侣和夫妻，都需要在生活中少一些互相指责，少一些咄咄逼人，少一些焦虑不甘，多发掘对方的优点，珍惜对方的付出，多享受对方的陪伴，甜蜜、诚实地去度过每一天。人生的道路那么漫长，我们人生的选择最重要的就是伴侣。我们不能选择自己的孩子，因为孩子终究会长大离开，有自己的生活和自己的小家庭。只有你身边的那个他才是和你度过余生的人，在一起生活的质量对你的人生有着巨大的影响。当有一天孩子们离开以后，有对方的相伴是多么的重要，这才是你人生最优先级的选择，浪漫生活的质量永远都是值得重视的。

除了孩子妈和孩子爸的身份，你们还是独立的充满人格魅力的个人，是有对异性的吸引力的，是对方最重要的人生伴侣。只有珍视这一点，才能让你们的爱情维持一生，给孩子们一个温馨美好的原生家庭，让他们成为更富有爱心的人。最有价值的爱，向来都是相互之间的照顾、体谅和行动。相信你们之间的爱情平凡而幸福，能够为对方着想地共同度过每一个关卡，从而使婚姻更好更长久地持续下去。多给爱情一些维护的时间，在孩子睡觉后或者有帮手的时候，创造一些两人独处的空间，在一同完成育儿任务的同时也保养呵护好爱情，对你的人生有非常重要的意义。

有了孩子之后，所有两人之间的过往，都随着时间的流逝逐渐淡化。多年以后，我们再回顾曾经，想不起经历过的那些种种细节。除了照片上记录的那些值得回忆的瞬间，想不起对方说过什么，做过什么，曾经怎样的相爱，曾经怎样的争吵。而孩子就好像一本全新的日记，他的成长标记了我们的生活。在他降临人间的时候，我们怀着期待；在他学会爬的时候，我们陪伴在他的身边为他欢呼；在他要离开家里去幼儿园的时候，我们是怎样的不舍。如果没有他，我们的生活就是那样一成不变，只是满足自己的需求，活在当下享受当下。而有了宝宝，有了他的新生命，他承载了全家人的新希望。为了他，我们愿意付出自己所有。也许在这样的过程中我们宽恕了彼此，为了这个共同的希望和目标，我们更加理解对方，更加宽容对方，也更愿意放弃自己原本有的玩乐时间去成全宝宝的未来。宝宝代表着我们生命的延续，代表了我们最好的愿望。

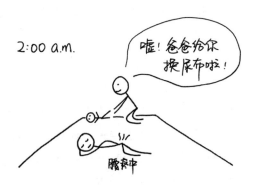

夫妻浪漫时光，不要轻易牺牲

　　日本的出生率近几年逐渐低下，原因非常多，例如日本女性开始工作，不想结婚和即使结婚也不想要孩子的年轻人增多，等等。但是有人分析说，最大的原因是性冷淡。根据调查发现，30~40岁日本夫妇的性冷淡比例均为47%。这是非常高的一个比例。即使是年轻的夫妇，也有近半数的人性冷淡，这使日本变得很难有孩子出生。日本夫妇对于不孕非常苦恼，大约每10对夫妇中有一对会苦恼于不孕，而且有一半以上的责任在于男性。根据日本不孕学会对健康男性进行的精子检查，60名平均年龄为21岁的男子，仅有两人正常。除此之外，年轻人的性冷淡还源于过大的工作压力。

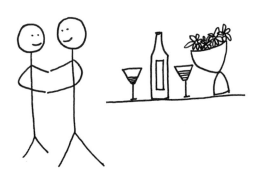

在中国的一线城市当中，对于想备孕的夫妇们，经常面临的困境就是夫妻两人的工作强度较大，处在事业上升期，都需要长期加班，时间上很难协调。而且精神压力长期比较大，影响到性生活的质量。在备孕的过程当中，经常需要一人在工作上做出让步。不做高强度的工作，才能更好地完成备孕。

无论备孕与否，处于哪个人生阶段，与丈夫之间的浪漫时光都是非常有意义的，有益于两人心灵的沟通和交流，也有益于两人的身体，可促进激素分泌，维持健康。愉悦的性生活对于生活质量的提升有着非常重要的作用。

我们的社会和家庭分工

在人类之初最原始的部落文化中，男性负责狩猎，女性负责部落内的打理、贮藏、烹调、育子，分工明确，这是在物资极端匮乏、环境极其险恶的时代配置的最优分工组合。时光不断推进，到了如今，女性的地位达到了空前的程度，全球各国都开始注重女性与男性的平权与女性价值的实现，追求女性与男性在全方位的平等。这种平等代表着相同的工作机会、薪酬制度、晋升机会，也就是说在获取资源方面，女性和男性逐渐趋同，但这也意味着受教育程度、工作上的付出也应该是类似的。在中国，我们喜欢强调"谁说女子不如男"，强调男性能够完成的工作其实许多女性也可以做到。在欧美，女权组织也都在积极争取和男性平等的权益。

近年来，父亲的身份也逐渐有了变化。原本我们习惯的"严父慈母"，其实是代表了父亲的权威。权威的建立往往也是由于父辈们平日对于孩子的体贴有限，仅在管教和约束孩子上有所表现。主要原因在于，男性承担的角色主要是一个家庭的供养者，为家庭挣够足够的资产，负责所有的消费，为家庭支付所有的费用，这一切都需要父亲在职业上付出全部的努力。而女性的主要任务是做饭洗碗、洗衣叠被、喂奶教育，而男性可以省下这些家务的时间，去投入自身的雄性竞争中去。

如今，在女性逐渐和男性在工资收入上有所平等的情况下，女性为家庭的经济贡献增大，有些能够达到双方持平甚至超越的状态。这就往往意味着两人的相处模式和历史上其他时期不同，我们现代的相处方式更多的是双方平分在家中的家务活动和生活开销。在选取婚姻伴侣的时候，女性是否会做饭、是否会做家务、是否有很好的生育能力都被归类为大男子主义的"直男癌"思想，是要遭人白眼的。女性已经不再是曾经的妻子和母亲角色为主，她可能甚至是家庭的主要经济来源。

在这样的背景下，奶爸形象逐渐受欢迎起来，越来越多的父亲每天下班后也都急忙回家给孩子洗个澡，跟娃儿一起玩玩游戏，给宝宝念个睡前故事。常常有公众媒体指责父亲参与过少的"丧偶式育儿"，只有妈妈们在家中忙碌教育，认为爸爸们也应该积极参与到家庭教育中，期望在女性和男性都保有自己工作的同时，在育儿上也承担同样重要的角色。然而这样的期待值，是否真的有实现的可能呢？实现的情况是否会比原始的社会家庭分工更加优越和先进呢？

就我个人看来，这与社会上逐渐增加的中产阶级有很大关系。在物资不是那么短缺的人群看来，追求人自身的职业发展和人生价值都是人必不可少的人身自由。因此，对于女性自由意志的尊重是历史上前所未有的，尊重妇女的平权是最为政治正确的，中国在男女平等方面的努力做到了全球较为领先。在普通的人群看来，两份工资总会好过一份工资，两个人也会因为在经济上的平等而获得相同的话语权，在许多事情的决策上能够通过商量和交流获得一个双方都满意的结果。对于各个国家来说，基数最大的中产阶级的生活方式是最具有时代代表性的，也是所有人都能看得到的。

　　然而在更加富裕或异常贫穷的家庭中，我们可能会发现完全不一样的方式。例如在纽约上东区来说，在权力和财富极度集中的中心，男性的竞争将被放到最大，争分夺秒的金融游戏、政治磋商都会消耗大量的时间和精力，对于这部分男性来说，家庭生活就不再是一个非常重要的人生部分，他们只能将有限的时间更多地贡献给事业，因为分神往往会付出巨大的代价。上东区的母亲们一般都会选择全职教育孩子，参与慈善事业、社交活动，为家庭的形象建设和未来发展贡献全职时间。在异常贫穷的落后国家中，由于妇女的地位还非常低下，薪水过低甚至不如在家打理家务来得划算。他们延续了历史上的人类分工，保留着男子作为主要劳工挣取工资的生活方式，女性在家负责家务和育儿。所以在财富极度集中和极度匮乏的情况下，家庭分工仍然保留了传统的色彩。

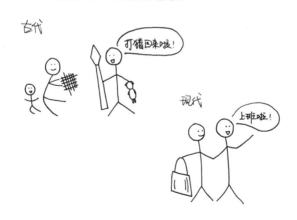

　　选择什么样的家庭分工都是一种人生的自由。假设家庭中

有一方的经济能力非常强，无论另一方成为全职妈妈还是全职奶爸对伴侣进行支持，都是对家庭最优的选择。丧偶式育儿要紧吗？有些时候只不过是为了家庭整体发展更好而作出的决定而已。这与我们在校园中接受的女生也要成绩优异、女生也要不输于男生等现代教育理念有所不同，但现实社会生活中，我们也需要根据实际情况调整自己的决策，作出与以往完全不同的选择。

给力的队友是多么重要

婚姻开始的时候，我们许多人会认为这是两个人相爱到一定阶段之后的必然结果，我们选择了一起度过自己余下的人生，认为对方的陪伴会让自己感到开心，在一起的生活会过得有趣丰富。在婚姻中男女关系都逐渐平等，越来越多的男人愿意为婚姻付出更多的努力，都使得双方在家庭生活中的参与性加强。

总有老人说，"婚姻是两个家庭的结合"，每对小夫妻的婚姻都离不开双方身后原生家庭的帮助、影响和祝福。如果仅仅是两个人在一起生活，一切都可以比较轻松简单，对于原生家庭也不是负担。然而一旦有了新生命的诞生，就代表着新的挑战和任务。当因为宝宝手忙脚乱的时候，你就会深刻地感受到，两个都在上班的年轻人是多么难搞定这个问题。在工作压力大的一线城市，产假的六个月转瞬即逝，而上班的时候还常常需要加班"996"。接下来你只能选择家中父母的帮助或者雇佣保姆。而如果父母还没有退休，没法腾出时间来照顾小夫妻的新宝宝，雇佣保姆就是唯一的选择了。找到一个信得过又生活方式较为相似的保姆真是难上加难！

对于普通家庭来说，在生孩子以后要进行家庭分工的分配,自然对于家庭的经济状况也是一大考验。我们可以对家庭的收入结构进行分析,看看在不同的家庭分工情况下,收入会有什么样的不同。如何去找到最适合自己的家庭结构呢?

假设家中有一个宝宝:

1. 如果夫妻两人都工作,孩子由一方父母帮忙的情况下,家庭的收入结构就是:

妻子薪水+丈夫薪水-5人生活开销

2. 如果夫妻两人都工作,孩子由保姆带,收入结构是:

妻子薪水+丈夫薪水-4人生活开销-保姆雇佣费用

3. 如果丈夫一人工作,孩子由妻子和父母共同帮忙的情况:

丈夫薪水-5人生活开销

4. 如果丈夫一人工作,孩子由妻子单独抚养:

丈夫薪水-3人生活开销

5. 如果丈夫一人工作,孩子由妻子抚养,并请保姆帮忙:

丈夫薪水-4人生活开销-保姆雇佣费用

对于许多一线城市的家庭来说,保姆雇佣费用正在日益增高,而且有很大的流动性和不确定性。根据2020年线上调查数据显示,一线城市的家政从业人员供需缺口为10万~20万人,其中典型需求集中在育儿嫂、住家保姆和老人护理。由于缺口的长期存在,雇佣费用高居不下,这对每个需要雇佣保姆的家庭都是一笔不小的开支,一般按照城市情况月薪在5千~1万元,每年支出为6万~12万元。一线家政人员不仅严重缺人,而且有文化有素质的高端家政更是少见。更多的时候,许多父母会不放心保姆对孩子的关爱程度,就算是装了摄像头的情况下,仍会认为不如家中老人照顾得用心。

许多时候，我们雇佣了保姆，就意味着我们将家庭中非常重大的权力交给了她。她可以让准爸妈的生活变得轻松，也可以有意无意地打乱我们的人生，因为她照顾着家中最为脆弱的成员，这让她们拥有了巨大的权力。你很难控制自己会遇到什么样的保姆，因为了解的渠道其实非常有限。在寻找月嫂的过程中，我就通过网上平台、中介机构，或是朋友的推荐来寻找。在这之中大概最为放心的就是朋友推荐了，至少已经有人已经了解了服务情况。但许多没有这样推荐的准妈妈们，只能通过中介机构有限的资料进行了解。一般来说，保姆会提供自己的身份证等基础资料，曾经的工作经历、获得的保姆资格证书，还有当年或者近年的体检报告以证明自己是完全健康的。

保姆和准妈妈们的关系可能是非常复杂的。原本差距非常大的两个女人，需要粉饰和平互相合作，共同完成育儿的任务。有时候双方的教育背景和经济条件差距太大，在经济消费上不能互相理解；或来自不同的地域省份有着截然不同的生活习性，在就餐习惯上无法达成协议；或由于处于完全不同的人生阶段，过于年轻的保姆无法理解女主人的苦衷，年长的保姆坚持传统育儿理念而与女主人有分歧；或女主人看到保姆对孩子的影响力，感到自己在孩子生活中的角色不如保姆重要而不安。这些细微的情感都会影响到日常的相处，原本毫无关系的两个女人通过雇佣关系走到一起，却要一同影响决定宝宝最初的性格成长。你不知道会遇上什么样的保姆，也不知道和她的相处将会是特别美好的还是灾难性的。当然大部分的月嫂和育儿嫂都是值得信赖的，能够为你排忧解难，照顾宝宝非常专业，让你在职场上无后顾之忧，如果遇上这样的保姆一定要好好珍惜呀。

　　对于职场妈妈们来说，保姆大概是最不可或缺的存在之一了。有她们如勤劳的小蜜蜂般在家中忙碌，解决所有家务琐事，才真正解放了职场妈妈们的生产力。保姆做饭看娃，母亲外出工作，各自都能获得合理的报酬，面对自己擅长的事发挥各自的能力，皆大欢喜。

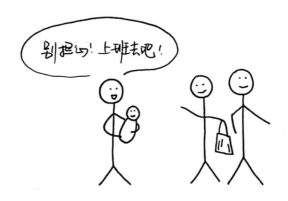

宝宝的长辈们

当你成为了一个母亲之后，你和自己妈妈的关系也会变得和从前不同。原本可能不怎么亲密的关系，在有了新的小生命以后，又因为宝宝对家人的凝聚力，开始有了新的情感联结。我的妈妈总是会回忆我在宝宝年纪的时候，她是怎么养育我的。这有点感觉像是又重新认识了自己，第一次认真地关注自己的幼年时期是如何成长的，自己与孩子们是否有相似的性格，要怎么做才能让孩子更健康快乐地长大。

然而也有非常令人头疼的时候，所有的家庭都会面对的就是传统育儿观念和现代科学育儿观念的冲突。比如中医理念当中，非常讲究的就是不能"寒气入体"，因此在月子期间产妇是不能接触任何冷水的，因为冷水会让你体寒，影响你的康复。这大概是以前的生活条件较为落后，不像现在这样，打开水龙头都能随时出热水，于是坐月子的女人们用的都是烧开的开水，还能起到消毒杀菌的作用。现代理念就简单得多了，不仅可以正常洗头洗澡，还应该多运动有助于身体恢复。例如老观念来说，坐车的时候应该由大人抱着宝宝在车后座保证安全，而现代理念则是汽车座椅对宝宝的保护远远强于大人。那么是应该相信母爱的力量和大人的身体阻挡，还是应该相信

EPS防震材料和减震垫？真的是一道需要博弈的难题。生活中许许多多类似这样的问题，新手爸妈真不知道如何做决定是好，都深怕有哪儿做得不够好，让宝宝得不到最好的照顾。全家人的讨论总是集思广益，各抒己见。

在这个过程当中，我也渐渐地发现，我曾经笃信上一辈的决定就是最正确的，但我的母亲也有一些不清楚如何去做的时候，她担心传统与现代各种矛盾的影响，还忙着工作，我觉得不应该再让她为这样的小事操心。某些时刻我能够感受到，我已经到了上有老下有小的顶梁柱的年龄。曾经依赖于父母决定的我，逐渐开始感受到他们的力不从心，这是不可避免的，他们已经走到了即将退休安享晚年的年龄，而年轻的我们不仅需要在创造生命上为家族延续做出努力，还应该扛起家庭实力发展的责任。相信对于每一对年轻夫妻都是如此。欧美人喜欢用family tree（家庭树）来体现家庭的发展，用树上长出新的枝芽去代表新的成员。我们作为族谱树中新的节点，必须为新的枝芽变得更加强大有力起来呢。

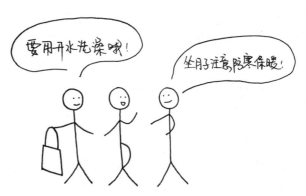

母亲与女儿

陪伴宝宝成长的过程其实也是一种自我重新开发的过程。孩子的出生和成长，会让我们了解到，原来曾经的我们是这么探索世界的。从最初的听觉味觉视觉开始发育，到开始操控自己的双手和双脚，到逐渐会做翻滚爬行、站立到步行的动作，宝宝们都是从零开始探索着自己的人生，而我们在陪伴的过程中，也得到了独特的人生体验。宝宝的每一项技能的进步，都和我们紧密相关。

我们原本出生为人，只会吃奶和哭泣，也就是保证进食和呼唤照顾，是单纯地为了生存。再后来，学会了控制表情，会微笑，会眼神交流，是为了告诉父母我们的状态，让他们更好地对我们进行照顾。再后来，我们学会了控制自己的双手和双脚，逐渐有了自主活动的能力，可以开始独自行动，活动范围越来越大。

当我们回想起自己的成长历程，就会感受到每个时期都不容易。我们现在对孩子们的期冀和担心，都是天下的父母们曾经有过的。他们曾经怎么样保护过我们，直到自己身为父母的那一刻，才会更加深刻地感受到其中的苦心。

《妈妈的意义——孩子如何改变你的一生》中，提到女儿时时刻刻都在观察自己的母亲。她会看到母亲所有的生活细节，母亲的影响涉及方方面面。母亲教会女儿担任人生中的各种角色，包括妻子、女主人、母亲、女儿、姐妹以及阿姨。她教会女儿成为或是不成为家庭主妇、厨师、女主人以及职业女性。她教会女儿什么是性，性在人生中扮演着什么样的角色，该如何去处理；青年、中年和老年生活的女子是怎样的不同；离异或者守寡，会是什么样的生活状态；幸福和不幸福，是否写在脸上……在我们的母亲身上，我们看到了女性生活的真实模样。成年的过程中，母亲的点点滴滴，总会给我们女性留下深刻的烙印。也许我们的母亲是我们想要成为的样子，她们机智、坚韧、勇敢而温柔，我们认为她们就是自己未来的榜样；也许有的母亲深陷泥潭，我们身上背负着她们所有的希望；也许有的母亲认为自己走错了路，希望在女儿身上有所改变。

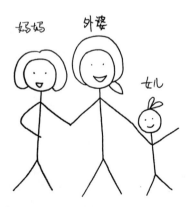

参考了母亲们的人生，再对照我们现有的境况，我们更能感受到：在我们的成长中她们做出了怎样的付出，而我们是否能和她们一样，用自己的奉献，再去成就我们的孩子。

给准爸爸们的一封信

由于半夜总是要起来泵奶，早上宝宝醒来的时候，我总是还在床上挣扎着迷糊着。她在自己的小床上蹭来蹭去，翻来翻去，还时常发出"哎""诶""啊"的声音来引起我的注意，眼睛透过婴儿床的栏杆缝隙，观察着我的动静，这就到了斗智斗勇的时候！

我总会先选择装睡。一动也不能动，躺成个大字形，显得睡得很熟的样子。等过了十多分钟，一种可能性是她玩累了又睡着了，我就可以再多睡个半小时。另一种可能性是她开始失去耐心，越叫越大声，那就不得不起来跟她玩耍了。"求你让妈妈再睡半小时""让妈妈睡够一些你就是天使宝宝""你乖的话妈妈才会爱你哦"，我总是在心里这样默念，希望这样的愿望能够传达到她的内心。

如果我和先生都躺在床上的周末清晨，就到了比谁更能忍住的时候！迷迷糊糊的两个人虽然都知道需要起来照顾小人儿，但内心总是有那么点小小的期待，希望对方能够早一秒爬起来，让自己多躺几分钟。如果对方先爬了起来，总会有多休息了一会儿的窃喜。

先生其实已经非常优秀了，我虽然尽了全力给宝宝母乳喂养，还是不太够她一整天的饭量，每天大概有四分之一的缺口需要由配方奶来顶上。每当我堵奶或者为了维持奶量半夜惺忪着睡眼坚持起来泵奶的时候，先生总是会有些心疼我。他说："要是我也可以产奶就好啦，就可以分担一下这个艰巨的任务了。"实际上，他承担了所有买配方奶的工作，每当宝宝喝配方奶时，他也特别高兴，因为这是他提供的奶，基本等同于他"生产"的，有一种作为家庭供养者的自豪感。

孕期和产期，特别是生完孩子的几个月内，是对两人感情的巨大考验。新手爸妈们在手忙脚乱之中，很容易就会产生不良情绪并且影响彼此。

美国电影《一件幸福的事》里面有一段台词说，"有的人在家里非常不快乐，想尽办法避免跟家人见面。有的人再生一个小孩来挽救婚姻，结果还是离婚了。有的人不相爱还在一起，因为他们没有勇气分开"。幸福的人总是相似的，不幸的人各有各的不幸。

计算机科学家塔拉·马蒂斯塔博士用"隐马尔可夫模型"来统计婚姻不幸福的夫妻间的互动模式，结果指出那些看起来更像对手而非伴侣的夫妻陷入了所谓的"不良状态吸引"的陷阱——他们进入不良状态的可能性要远远大于他们从中脱离的可能性。他们陷入了消极状态无法脱身，不良状态蚕食了他们的婚姻。那么怎么样去避免和自己的配偶陷入这样的困境呢？

最重要的是，新手爸妈们要建立两人之间的信任。在繁杂的育儿生活中，家务活会增加到前所未有的量级。本来已有的家务活已经令人厌烦，还增加了照顾婴儿的任务。如果你不信任自己的伴侣，就会想要改变对方而使自己的利益最大化，而你的伴侣也希望改变你来达到自私的目的。如果你们不信任对方，就不会考虑对方的利益。例如有些男性希望自己的妻子能够成为"贤妻良母"，在女性仍然希望有自己事业的情况下，仍然要求她不情愿地牺牲自己的事业去完成家庭所有的家务和育儿任务，或者是在繁忙的工作之余完成夜晚所有的育儿工作。要求女性作出如此牺牲，将会损害两人之间的信任，从而逐渐走向分离和对立。

只有在信任双方，愿意为了对方的利益去改变自己的行为时，信任才会稳定地建立起来。两人相互支持，彼此关爱，就会为伴侣的成功而高兴，为他的忧伤而烦恼。损他利己的事情并不会让你感到高兴，你会更加希望自己能够和他一起合作来获得更高的收益。用通俗的话来说，两夫妻思考的内容应该是如何优先把蛋糕做大，而不是天天思考怎么去分蛋糕。

就育儿这件事来讲，养育的责任应该是双方共同承担的。虽然在现代社会中男性事业发展的压力较大，精力应该更多地投入到为家庭提供经济来源，但并不代表他们在育儿中就可以完全撒手不管。也许在有帮手的情况下，新爸爸们并不需要做太多具体的事情，但可以在行动和语言上都尽可能地支持新妈妈们。因为孕产时期非常重要，妈妈们的消极情绪都很容易放大，而对新妈妈们的一点好都会让她们铭记在心的。

在刚刚生产过后的几天，陆陆续续会有家人朋友来看望宝宝，也有很多家人和帮手会照顾宝宝，所有人的关注焦点都是宝宝，很容易忽略妈妈们的感受。此时如果爸爸们能够守护在体力耗尽、情感较为脆弱的妈妈们身边，妈妈们会感受到翻倍的温馨爱意。新妈妈在此段时间还会经历从未有过的心理和生理变化，是非常需要照顾的，爸爸们对妈妈们的关注和爱护也是对宝宝最好的呵护。

此处给新爸爸们一些建议，希望新爸爸们可以做到：

在心理上，要全力支持自己的妻子。她们不是变了一个人，只是激素的原因影响让她们有些敏感多疑。用实际行动去告诉她们自己会陪伴和支持着她们，夸奖、鼓励和肯定她们的努力。多问问她们心情是否愉快，主动过问和关怀她们，不要让她们把很多事情憋在心里发酵到没法解决的地步。

在日常生活中，引导新妈妈们参与社会活动，安排家庭日活动，和她们一起出门，多讨论育儿的话题，和她们一起学习新的知识。

在自己有时间的条件下，尽可能地参与育儿活动。短期来说，可能是一件耗费时间精力的事儿，但放在人的一生中来说，孩子在爸妈身边最密集的时间只有十年，在此之后他们都会去中学大学有独立的生活。父亲们应该珍惜能够给孩子带来正面影响的时间，让他培养出正确的价值观，在未来的道路上健康、快乐、阳光地成长。

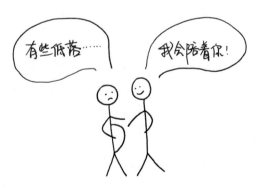

寻找准妈妈的社群

现代生活中，许多APP都让生活变得更加便捷。在整个孕期过程中，对我来说，每天查阅母婴APP是一个必不可少的生活环节。有各种各样的APP可以陪伴你，从备孕一直到宝宝出生，从宝宝刚发育出呼吸系统，到分娩前的注意事项，涵盖范围极广。

在备孕阶段，很多时候你和爱人可能还是一脸懵的新婚夫妇，在旁人祝福的"早生贵子"中表示，你们想要顺其自然地让宝宝到来。但说实话，得到一个宝宝对于大部分人来说不是一件随意就可以完成的事情，更不要说还有许许多多遇上疑难杂症没法怀上的小夫妻，还有一些在孕早期就不幸遭遇了"生化"的人们。这是件不可控的事儿，有许多人要为此努力许久，需要不断地到医院进行检查、治疗，确定是男女方哪一边的遗传原因引起的，甚至可能会引起一些家庭矛盾。有些时候，还需要借助医疗手段，通过打激素针、人工授精等方式来备孕。想要科学地在自己计划内的时间怀上宝宝，真不是一件容易的事儿。

准妈妈们可以关注一些备孕APP，里面不仅讲解了许多运用试纸来了解自己身体状况的方法、准确把握几率最大的时机，还能告诉你如何最有效地测出自己是否有孕在身。在这样的论坛里，每个女人都是在努力备孕，非常希望能够有小宝宝的。每当有一个人发出可能怀孕的试纸结果，评论区里大家都会热烈地祝福她，表示"接好孕"，希望自己也能够早日成为被恭喜的对象。

当你确认已经怀孕之后，可以使用"同预产期"的功能，在社群里和孕期基本同时期的天南海北的孕妈们聊天，互相交流知识和感受。有些APP还开通了定位功能，能为你定位附近3千米之内的孕妈，让同城市的你们更有相遇的可能。有了同样经历和感受的孕妈们可以互相鼓励，对于彼此都是一个很好的精神支持。设定了医院给出的预产期时间之后，还可以每天查看宝宝的发育情况。今天长到了几厘米，明天发育了哪个新器官，后天开始会做什么动作了，每天都会有更新的内容，让你随时掌握自己肚子里宝宝的成长。这样的知识会让你感觉到宝宝不再是一个很抽象的看不见摸不着的小胚胎，而是实实在在每天都有所变化的小人儿。在APP中还有许多胎教音乐，可以直接播放给宝宝听。如果你有什么疑问，在APP中也可以直接搜索到想要的答案，比如什么食物可以吃、什么不可以，什么运动是孕妇可以完成的，每天理想的体重增长值，等等。有了APP就好像一次性拥有了很多的母婴书籍，如果你想系统性地学习，当然可以多买几本实体书阅读，但碎片化的知识在APP中随时都可以获取，这也是现代技术带来的便利，让人们随时随地更有针对性地多学一些。手机APP很好地运用起来，可以让你的孕期变得轻松很多。

在生完宝宝之后，你也会需要许多APP的帮助。由于传统育儿观念逐步被新的科学育儿理念取代，智能手机又不断普及，受过高等教育的85后、90后甚至95后正在成为育儿主力军。2019年，中国母婴亲子移动在线用户超7300万，并在不断地持续增长中。APP的主要用途不仅仅是记录宝宝的成长，还有专业科学的育儿知识的普及，购物方面也可以对妈妈们进行指导。爱好拍照记录又担心隐私问题的妈妈们则少不了记录宝宝成长的APP，而同一个APP可以让远在全国各地的家人们都能看到宝宝的成长，全家人都可以通过APP链接起来，确实为全家参与育儿过程提供了便捷的服务。分隔两地的家人们由于路途遥远不容易聚在一起，而通过APP随时都可以看到宝宝新动态，对在异地的老人们是非常重要的信息来源。

在技术发展日新月异的今天，我们的育儿过程中能够得到许多新科技的支持，这让我们获取知识变得更加便捷，让我们的沟通交流更加畅通无阻，也让育儿过程变得不再孤单。

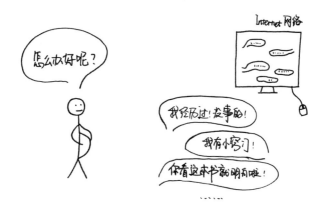

成为妈妈社交俱乐部的终身会员

加入妈妈俱乐部以后，会逐渐和少女俱乐部脱节，因为产前和产后是两个世界。在少女俱乐部里，也许我们会讨论在城市里哪一角有自己最爱的鸡尾酒、最棒的画展、最地道的茶道鉴赏、最心仪的高档餐厅室内设计、最有意思的花艺课；化好美丽的妆容，在下午茶的阳光中和闺蜜们聚餐；把指甲修出五花八门的颜色和款式，仅仅因为最近心情是这个颜色。约到一个价格过高的日料餐厅，只因为听说它是城市中人们趋之若鹜的热门餐厅。突然兴起，发消息给姐妹就可以一起逛街吃饭，谈天说地可能通宵达旦。所有聊天话题都是充满光彩的，是冒着粉色泡泡的，或者是带点夜生活的神秘风情。你可以端着手机和闺蜜随时畅聊，仿佛全世界的时间都是你的，想怎么挥霍就怎么挥霍。

当你加入妈妈俱乐部以后，不管是什么身材、什么年龄、什么背景的女人，只有一个共同点：你有了宝宝，你已经是新的俱乐部的一员了。因为你们生活的相似度极高，会比其他朋友有更多的共鸣。从此你们可能只需要一个眼神交流，就会获得那种"你懂的"共识。养育宝宝好像一个妈妈俱乐部成员都在打的副本，我们不过是在不停地闯关，也许有时候能够交流交流攻略，让彼此过得更轻松些。可能聊的话题是宝宝的屎尿频率、鼻塞攻略、皮肤状况、疫苗选择，重心永远围绕着宝宝的健康成长。妈妈们之间的聊天不再像少女俱乐部一样围绕着自己的爱好，自己的需求永远是排在宝宝之后的。

从此你不再是一个可以随叫随到的朋友，优先级首先被宝宝占领，你的少女俱乐部的朋友们只能退居二线了。她们也会感受到这种变化，并在不知不觉中悄悄地把你踢出了她们欢乐的小团体。在孕期你还能伪装一下你依然是那个很酷的你，只不过是在酒吧借口开了车换成无酒精饮料；待真正生完宝宝以后，你和你的家人一起全天候运作才能照顾好一个宝宝，别想能腾出一只手来回复微信的聊天消息了。想出门聚会？首先算好你家人的时间、你的时间，做一个全家人都能接受的安排，然后在你哺乳的短暂间隙之中，抓紧时间来回目的地才能和闺蜜有一个像样的约会。有时候，宝宝又出个什么小状况，比如有了个小病症需要到医院检查，你只能做那个扫兴的鸽子党。

在被少女俱乐部开除以后，你可能是很难寻找到新的朋友了，你只能慢慢等待自己的老朋友们也进入这个人生阶段。如果能有同孕期的朋友，那就再幸运不过了。

加入妈妈俱乐部以后，你会碰到各种各样的妈妈们。有活力满满的妈妈们，她们连孕期也没有放弃运动，产后恢复也是样样精通，推着婴儿车，背着几个奶瓶都要跑跑步；有遵从一切要自然有机的妈妈们，她们反对任何人为干预的锻炼和活动，会告诉你纸尿裤永远比不上手洗的尿布好；有母乳教的妈妈们，她们以母乳喂养自豪，并会指导你实现纯母乳的各种食疗方法；有时尚的辣妈们，每天都要和宝宝一起打扮得漂漂亮亮亮到处摆拍，在各大社交网站上发vlog展现自己的生活方式；还有无为而治的慵懒妈妈们，她们随宝宝自由成长，很少采取教育干涉。在这么多的养育理念中，你会有段短暂的迷茫，不知道自己想做什么样的妈妈，到底属于哪个社群。

你会选择什么样的社群，通常是因为你认同她们的生活方式，可以互相促进、帮助。例如是否要重金保证宝宝的早教学习；是雇佣许多家庭教师来负责孩子的教育，还是较为节省地自己亲力亲为。不要轻易给她们贴上标签，因为和风格各异的妈妈们聊天会让你有许多新的收获。别的育儿理念的妈妈们，是从什么样的出发点来考虑的呢？她的生活，和你的一定是不一样的风景。有句俗话说，"女人的真正友谊是从当妈之后开始的"。当你找到了合适的妈妈群体，你们之间的互相支持、鼓励和交流能够让你有全新的感受。年岁渐长的我们，经历了生子的磨砺，虽不像年轻女孩们活泼爱闹，但多了淡定从容，想更诚恳友善地对待身边的人。

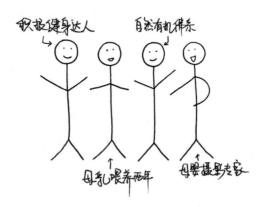

为宝宝办的小聚会，人生新阶段的社交方式

在我的宝宝迎来一百天的时候，我举办了一个小小的下午茶活动，让我的朋友们都能来看看宝宝，也能让长久居家的我出门聊一聊。朋友们都非常捧场，不光是有小孩的来了，单身的、新婚的也都来送上了祝福。宝宝大概还看不懂这样的场面，但是就我个人而言，这大概是一种新的社交吧。成为了父母之后，组建了自己的小家庭，时间逐渐被养娃挤压，剩下的能够持续保持交往的人群，一般来说也就是你可能长期保持关系的小部分朋友了。可能你们还有几年甚至一辈子的交情，都是说不定的。父辈们有一些非常好的大学朋友们，直到现在都保持着非常好的友谊，每逢过年过节都会聚会和来往。随着年龄的增长，朋友之间的关系会逐渐变成人脉的一部分，而陪伴你时间越久的人大概有更多在家庭生活上互助的可能。有的朋友刚刚和谈婚论嫁的男友分手，正犹豫是要重新给他机会还是恢复单身重新开始；有的朋友购买了新房还在装修没有入住，考虑着如何布置好新窝安定下来；有的朋友已经生了小孩，打算二胎之后置换更大的房子。朋友的人生轨迹，也在聚会中得以展露。我们都走在各自的人生轨道上，如果有人同行那就再好不过了。

　　有些时候个人的悲惨遭遇是份小礼物，是朋友的馈赠，让我们知道原来相较之下自己过得并不是那么糟糕。我的朋友们都非常的善良，在我谈论宝宝晚上都是睡整觉并不需要人哄的时候，他们表示了羡慕。而实际上我真正经历的分娩中和哺乳期的痛苦，实在都不敢尽情谈论，以免我单身和新婚的朋友受到惊吓，从而影响他们的人生进度。

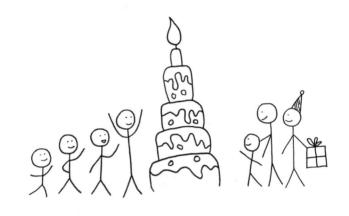

　　而对同样处于宝宝婴儿期的朋友们来说，已经可以开始给下一代安排玩伴了。相差一两岁之间的，很有可能以后都会是一起玩耍的小伙伴们。有时候，我与先生走在街上或者公园里，看到与自己宝宝年纪相近的宝宝，就忍不住打量起他们的爸爸妈妈。"那个宝妈腰好细！身材恢复得真好！""那个宝爸体力真好，抱着娃走那么快！"我们总是对同阶段的父母们充满了好奇，希望知道他们的生活状态是什么样的，是否和我们一样为娃操碎了心。想到以后被娃气晕之后还能有个老朋友一起吐吐槽，大概也和战友的感情相似吧。

　　虽然我爱我的朋友们，但是在我眼里我仍然是最棒的妈

妈，我的宝宝也是最聪明最可爱最善解人意的那一个。这大概
是所有妈妈的小心思，虽然我们不想攀比，但这点鼓励还是要
给自己的。

第七部分

亲子教育

未来规划

围绕宝宝转的日子里，时间总是过得特别快。隔阵子喂个奶，换个尿布，衣服湿了换一件，哭了闹了抱一抱，不知不觉半天就过去了。理论上来说是在休产假，实际上感觉一刻也没闲着，照顾宝宝就是一份需要24小时轮轴转的工作。看起来一天什么也没干，但实际上是非常有意义的工作。大概等宝宝长大以后不再这么需要我的时候又会感到寂寞吧。现在的她，一睁眼看到我就嘿嘿笑，可能在她眼里只有家人是她的全世界。等她长大以后，上了幼儿园，有了同学朋友，有更广阔的世界了，我们能和她相处的时间就越来越少啦。

易中天先生的《闲话中国人》中提到："中国人一面抱怨一代不如一代，又一面不断寄希望于下一代。'雏凤清于老凤声'，则是荣耀。因为'养不教，父之过'，责任重大，岂可掉以轻心？这种观念，古今亦然。为了下一代，中国人往往不惜代价，很舍得下本钱。"我们现代人，也同样望子成龙望女成凤。但这样高的期望值，若实施的方法不对，往往会造成反效果。我希望通过讨论现代人关注的育儿理念话题，得出一个较为合理的育儿观念，为所有的新手父母们提供真正科学合理的教育心法。

男娃娃女娃娃，不同的操心

每一位准爸妈都会想提前知道自己的宝宝到底是男孩还是女孩，毕竟对于不同性别的宝宝，你要准备的物品颜色和属性是不一样的，他们兴趣爱好的玩具不同，培养方向不同，生活轨迹也不同。

如今已经不再是那个知道是女孩就会放弃的年代了，但国内医院出于对新生命的保护都会遵循不透露性别的法律规定。许多人都会希望能够早日知道自己的宝宝性别，有许许多多民间流传的预测方法，都可以作为推断的依据。作为孕期的一个小小的娱乐活动，套症状是每个准妈妈的乐趣所在。我知道你一定会很好奇，所以我把这些网上流传的预测小偏方在这里做个小总结吧，仅供娱乐参考哦。

有一种说法是，根据孕囊的形状可以预测宝宝的性别，通过看八周左右的b超结果就可以判断。如果是偏圆的，则女孩的概率大，若是长条形或者茄子形的，就很可能是男孩子。

还有一种方式，就是相信所谓的"清宫表"。在网上一搜就可以查得到，按照表中阴历的受孕日期和母亲的年龄，就能够大概预测自己宝宝的性别。

还有一些准妈妈们会相信中医的力量，认为老中医把脉能够准确地判断。然而我在网上看到有人看了中医说男孩，但最后生了个女宝宝的，所以这也是看缘分的一件事儿。

还有一些需要看母亲具体症状的判断方法。有些母亲的肚子上妊娠线又黑又长，穿过肚脐眼一直延伸到胸前，这种一般是男孩的概率较大；有些母亲长斑或者变黑非常严重，或者颜值下降得严重，往往就是雄性激素在作怪，这种也是男孩子的概率较大；还有一些前期有褐色分泌物的孕妈们，也是男孩子的概率较大，民间有"十男九漏"的说法。

很多人都相信一种说法，尖肚子怀的是男孩，圆肚子怀的就是女孩。所谓尖肚子，就是又高又紧的肚子，如果只看背面，看不出来已经怀孕了。圆肚子就是肚子抬得很低，在身体两侧也显出更多的孕肚。但其实根据科学家检测，这种说法的准确率并不高，更多的可能是受到母亲腹部肌肉的情况的影响。初次做母亲的人、腹部肌肉强壮的人都容易有尖肚子，因为肌肉能够更好地支撑住宝宝的重量。圆肚子往往是有过生育经验的母亲们，她们腹部柔软，宝宝位置比较低，这个好处是能够给肺和胃留出更多的空间。随着宝宝逐渐长大，也有可能从尖肚子变为圆肚子，所以这个方法也不一定准确。

还有一些相信境外医学力量的孕妈们，会将自己的血样送到境外的诊所进行检测，花费3千~4千元，就能够快速测得自己宝宝的性别。这种检测方法已经形成了非常完整的产业链。但这种做法也有一定的风险，毕竟如果诊所给出的性别有误，跨境官司并不好打，可能会让许多诊所给出并不负责的性别预测，孕妈们一定要谨慎判断哦。

我自己也常常在想，如果是个女宝宝、小公主，以后要担心的事情真是太多了。作为弱势的女性，在成长过程中要比男孩子令人操心得多。比如她漂不漂亮，受欢迎与否，是否会碰上糟糕的早恋对象，恋爱中会不会出现毁灭性的打击，大学就读的城市是否离家太远，婚姻是否能遇到值得托付的人……女性的一生都会在脑海中如电影般闪现而过。如果在人生任何一个分岔点走错了路，都特别担心她是否能够幸福地度过自己的人生。如果是个男宝宝、小王子，是不是就可以轻松一些？毕竟男孩子比较坚强有力，对自己人生的主动权掌握得更多一些，会比女娃娃要少担心许多呢。

不过这大概只是硬币的一面。男孩子的爸妈大概有着另外的担心，只不过是方向不同。男孩子的世界竞争压力要大很多，也许要担忧的是能力、才华、社会竞争等多种竞争中能否脱颖而出。更大的风险是男孩走上歧途的可能性也很大，比如年少时血气方刚常有意外发生，对于危险事件的参与性可能更大，以及需要面对不良社会势力的诱惑，等等。

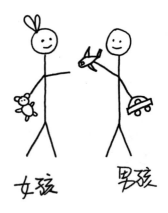

每一位父母都希望自己的宝宝能过上完美的生活，不过如

何定义完美的人生大概只有他们自己可以决定。不论是男生还是女生，都要面对来自社会各种各样的诱惑和挑战，作为老母亲，只能保证年少时的教育对品格的培养吧。大家都强调原生家庭的重要性，而在家庭中创造出充满责任心和爱的氛围，这对男女宝宝的必要性都是一样的。

那些早已被现代社会淘汰的"男尊女卑""重男轻女"的思想都不值得担心，更重要的是在这个逐渐平权的社会中，我们的孩子都能快乐无忧地成长。

培养宝宝的好习惯

想要从习惯上培养一个天使宝宝，需要妈妈有一颗强大的心脏。作为妈妈的我们，很多时候看到宝宝哭闹就于心不忍，想要第一时间满足他的需求，为此我们总是让他能瞬间得到自己想要的，这样的心态可以分别体现在喂养和哄睡两个方面。

比如许多喂养方法中奉行的按需喂养，指的是只要宝宝需要就喂母乳。然而在法国的育儿观念当中，他们认为婴儿进食频率是有固定时间的，宝宝在四个月之后就有固定的进食时间表，每天四顿，分别在早上八点、中午十二点、下午四点和晚上八点。当我们还把宝宝当作是刚出生的小动物喂养时，他们已经按照大人的用餐标准，来基本固定他们的用餐时间。就好像我们有早餐、午餐、晚餐的时间点，宝宝们有四顿的固定时间点。孩子们会遵循这样的进餐时间点，而不是随时随地想吃就吃。

训练宝宝睡自己的床是一件不容易的事情，但一旦成功就非常有成就感，也省去了很多烦恼。从第一个月起，我的宝宝就是在自己的床上睡觉。随着时间的推移，我发现她逐渐有了归属感，她知道小床是她自己的地盘。当她困了的时候，她会迫切地看向她的小窝，暗示大人赶紧让她回去，感觉在她的小床上睡得安心踏实。

我的宝宝晚上睡眠的姿势特别乖巧。为了固定头型，我给她买了个很矮的小枕头，她平时也就很习惯朝天睡了，两只手向两侧伸展开，眯着眼睛嘟着嘴，特别平静。好多宝宝都需要抱睡或者奶睡，且把宝宝放下的时候还容易惊醒。宝宝的全后背，还有重要的脖子，都是容易惊醒的按键，一定要轻轻放下。不过其实最主要还是需要培养宝宝的条件反射，例如关了灯大人就都睡着了，没有人可以和他玩了，就该睡觉了。在睡前有一套仪式，例如换尿不湿，穿上睡袋，盖好被子，让他形成反射弧，就可以更好地让他学习睡眠。培养一个好的睡眠习惯，对宝宝的脑部发育和大人的休息都非常重要。

宝宝闹睡的时候，我们的第一反应往往就是赶紧抱起他安抚他，让他恢复平静。但实际上这是一种有求必应的行为模式，久而久之宝宝在需求没有办法马上得到满足的时候，就会用更强烈的哭闹来表示不满。根据法国的育儿观点，如果延迟他们的满足，他们反而会变得更加文雅而又可爱，变得更有耐心，更加通情达理。短暂的等待，在等待之后及时解决他们的需求，能够让宝宝们有一段时间可以好好安慰自己，与自己相处，分散自己的注意力。培养宝宝的自控力和自己玩耍的能力，知道第一时间满足自己的欲望是不必要的，但在实施过程当中一定要注意安全，如果宝宝大哭不止，我们还是应该及时地去响应。

让孩子享受即时的快乐，有时候会导致孩子无力承受整个人生。设想从小到大的教育模式都是一旦有欲望就立即满足的人生，将会是非常糟糕的。对于为所欲为的孩子，更需要去管教的是他们的父母，这些父母对孩子的限制和管教不够严厉导致了孩子的为所欲为。

　　法国女人非常值得世界女人们借鉴的一点在于，在育儿的过程中她们并不放弃自己性感的一面。亚洲人民有着为孩子奉献一生的传统，以孩子的成就为自己的最高成就，以"传宗接代"作为评判女人的标准，这是历史原因造成的。我们强调"母凭子贵"，可见继承人的成就对于母亲有着足以改变地位的重要性。美国女人正逐渐成为"绝望主妇"，以孩子为中心的生活，培育下一代精英。而只有法国女人的生活哲学中强调，在推着婴儿车踩着葡萄大小的鹅卵石道路上，也要穿好漂亮的高跟鞋。法国社会鼓励孩子们以积极的方式融入成年人的生活，这使他们显得有些老于世故，而不是被过分保护。孩子的世界是有的，但是是有界限的，整个家庭不能围绕孩子来运转，例如客厅作为公共区域，不会刻意把家具包裹起来保护儿童的安全，儿童从小就应该学习按照大人的自我保护方法去生活。在她们的观念中认为，太过于自我牺牲的母亲，将大量情感和精力投入到孩子的成长当中，而失去自我的女人，都有一种贫民窟女性的味道。适当保留自己的生活和交际圈也是非常重要的。

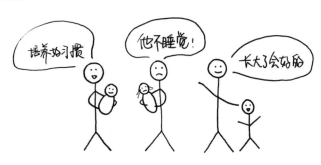

晒娃的讲究

现代人的生活中，社交媒体随时陪伴着我们的日常生活，它们无处不在。手机仿佛长在了我们的手上，在给宝宝换尿布或喂奶中的碎片时间总忍不住刷一刷微博、微信、朋友圈。我们时常潜伏在网络上，频繁发帖、发微博、微信聊天、刷经验，不知不觉时间就这样流逝了。

其实，有些在社交网络上的人际关系是虚幻的。你可能有社交媒体强迫症，不间断地查询自己喜欢的社交媒体网站上有没有新的讯息。如果你刷消息的时间太多，你应该反思一下是否太过于关注网络中的虚拟社交，而不是身边真实的人，例如你的宝宝和爱人。

如果没有得到过分的关注，你可能会感觉很失落。但其实受不受关注都取决于你的朋友们此时此刻是不是在玩手机，如果他们都在忙自己的事儿，那瞬间没有看到你发的朋友圈或者微博，都是有可能的。你的情绪如果受到了点赞人数多少的影响，就应该反思一下自己是不是太关注社交网络对你的影响啦。

为了获得一张可以在社交网络发布的照片，我们也可能付出过多不必要的努力。例如宝宝正在滑滑梯玩耍的过程中，我们叫停他，只为了给他拍一张照片。这分散了他的注意力，让他没有办法完整地去做一件事情。外出游玩时，我们应该享受游玩的过程，而不是忙于拍照。用心体验你和宝宝眼前的一切风光景色，相比于照片里面那些被切碎了的时光，会让心灵更加充实。至于拍照留念，能在自然状态拍摄，不影响体验过程就最好不过了。

刷社交媒体会让我们感觉到，每个人似乎过得都比自己好。其实所有人在社交媒体上发的都是生活中最精彩的部分，例如过纪念日，到不同城市旅行，做成了自己想做而非常难做到的事儿，是为了获得鲜花和掌声。也许背后有很多难堪的东西和日常琐事，都是你看不到的。例如为了给宝宝拍一张能上社交网络的照片，已经摆拍了三小时，换了几次尿布和衣服，精疲力尽终于抓拍到宝宝一张笑着的照片。你看到的只是那一刻的欢乐，却看不到背后的付出和辛苦。所以社交媒体上的事情，只要随心地去赞赏即可，不需要默默地进行对比。

我们普通人日常的幸福感，有很大一部分会受到身边朋友的影响。很多研究表明，抑郁、自卑、嫉妒、社交焦虑和愤怒都和社交媒体的使用联系在一起。线上交友还会让你疏远现有的家庭和关系，让你和家人的隔阂逐渐加深。因为我们总是会掉入"社会比较"的陷阱，用自己的缺点去比较别人的优点。例如拿自己的多次起夜喂宝宝，来对比朋友们发在朋友圈里开怀大笑的宝宝，感觉自己生活得特别不幸福。但其实这都是表象，对我们的生活没有好处，但我们却很难控制自己的本能。假如你有大房子、豪车、一柜子的名牌服饰，但是你发现自己邻居的房子更大、装修更奢侈、车更加豪华、衣服都是更贵的名牌，你的心态就会崩了。你会反思自己是哪里还不够优秀，或者是自己工作更没有前途，挣钱渠道没有别人的多，才会导致这样的差距。社交网络展示了过多美好的事物，但大部分时间他们像一把刀子刺痛了我们爱比较的内心。

此外，还应该注意社交媒体对宝宝成长带来的不利影响。试想你会希望自己的照片在网上到处流传吗？尤其拍得不是特别好看的照片，还在网络上随时可以查询得到，相信你会受到很大的困扰。互联网上什么都会留下痕迹，把宝宝的照片都发到社交网络上，留下的记录对孩子的未来不一定有好处。例如等到他已经15岁了，在中学想要融入集体，不受别人的欺负，而不怀好意的同学在网络上扒出了他小时候光着屁股满地爬的照片，让学校成百上千的人欣赏，相信你的孩子会特别愤怒，并且迁怒于早年发了他照片的你，家庭战争一触即发。

你可能认为我们的社交网络有安全设置，我们的信息并不那么容易被获取。但其实只要是一个执着有耐心的黑客，就可以侵入你的私密空间，为所欲为。社会上居心叵测的人许多，社交网络上的照片可能会被用于你想不到的用途，一定不要给坏人有可乘之机，所以发布宝宝的照片一定要谨慎。如果我们发照片会引起下一代的不满，自由分享孩子的生活行为会对他未来的成长造成这么大的困扰，在他还对这个不知情的情况下就发布这些照片和视频，你还会认为是明智的吗？

你可能会说，某些微博和微信朋友圈里的人，天天都在记录宝宝的成长，发许多照片大家都能看得到呢。但你应该看到，这一批家长致力于把自己的宝宝打造为和自己一样的网红，这是另外一种路线，他们是希望通过把知名度盈利的方式延续到下一代，所以需要增强他们儿女的曝光度。而作为一个普通人，如果你不是想要走这样的路线，你的孩子想过正常的成长生活，而不是受到曝光度影响的话，还是应该考虑到家庭情况的不同，对自己的孩子进行适当的保护。

那么怎样用好社交媒体呢？我觉得应该要给自己制定一些规定和策略，对自己的社交媒体使用进行一些控制。

首先，选择一个自己喜欢的社交媒体，而且只邀请那些最亲密的亲戚朋友进来。他们都是你信得过的人，你能够完全信任他们不会利用宝宝的照片干别的事，不会拿去给杂志社盈利，不会发给不可靠的人传播；或者在微信朋友圈中设定好每个朋友的权限，把能够看到宝宝照片的人群限定在你可控的范围，只发有意义的照片，让照片能够完整反映你的生活，而不是只有高光时刻。

其次，应该避免嫉妒。这个冲动很难控制，因为我们本能都是这样的。每个人都会有比我们做得更好的地方，例如A妈妈身材更火辣，B妈妈烘焙技术更好，C妈妈学历更高，或者D妈妈最有钱，E妈妈的爱人对她最好，F妈妈在工作的行业内最受认可。我们用她们最优秀的一面来和自己对比，总是会觉得自己仿佛是最没有优点的人。但其实我们应该花时间了解一下她们生活的其他方面，或许会有酗酒的父亲、患有癌症的妈妈、冷漠不回家的丈夫、赌博成性的兄弟，等等，任何一个都可能会让她们的生活危机重重。正如中国古话说道，"家家有本难念的经"，你看到的只是一个侧面，但其中的苦楚只有当事人自己知道。所以不要和社交网络上最光鲜的那一面去比较，而应该想想自己做得好的部分，而不是做得糟糕的部分。

另外，应该对自己有一个清楚的定位和生活的目标。如果你本身就不是一个擅长手工和烘焙的人，你要和社交网络上朋友们公认的烘焙高手比较，一定会受到挫败感的折磨。也许你目前没有空学习烘焙，没有空带宝宝出去度假，也没有时间重新装饰自己的家，也没有绘画或者钢琴之类的才艺去教孩子，或者没有足够的财力带他长期参加早教班，那都不要紧，别人想成为什么样的人，在哪方面做得特别突出，都与你关系不大。假设你的宝宝刚刚从病痛中恢复，现阶段最主要的任务就是让宝宝健康地发育，把身体锻炼好，那么你就朝着这个方向努力，帮助他日常多多锻炼和运动，开发运动技能，而不要看到朋友在让宝宝学唱歌就觉得自己也马上要去那么做。坚持你应该做的事情，不要受到他人的影响。你可以参考，可以学习，但并不代表着你就要马上去做得和他们一样。

你要满意现在的自己，不要拿自己和其他妈妈们进行比较。你可以有与你相似的妈妈朋友们，但不代表你们之间有可比性。你应该比较的是十年前的自己。相比于曾经的你，你是否已经成长了许多？从怀孕到生子到育儿，你是否从一个懵懂的女孩成为了一个成熟的女人？你的家庭，是否大家都有了积极的改变？你可以问十年前的自己，现在拥有的一切是否感到满意。你结婚了，有一份工作，有一个家庭，有一个孩子，这一切都令人感动。你要满意你自己，不要经常用对比来苛责自己。

对于社交媒体上发的内容，应该注意宝宝隐私的保护。给宝宝起一个小名，大家可以称呼他，但是又不会影响到他日常生活的隐私。在内容上选择可以对所有人公开的内容，至少是较为体面的图片，不至于以后让宝宝不想面对曾经的形象。设置隐私保护的选项要反复核查，不要留给他人更多的权限。如果你真的有一些朋友们需要和她们多进行交流，约她们一起出去喝个咖啡，吃个下午茶，做个美容，都可以进行真正的交谈，而不是在手机上用一条一条信息把时间碎片化，而且这种方式并未达到真正交谈的效果。

最重要的是，不要沉溺于社交媒体之中。收起你的手提电脑、iPad、手机，多给自己一些远离社交媒体的时间。约束一下自己发布图片的频率，一周尽量只发一次状态。在家庭聚餐、郊游等与家人团聚的时间里远离手机的干扰，不要为了社交联系而辜负了身边的家人。如果你长期沉迷于手机，宝宝也会学习你的行为，将来认为把大量时间放在手机上也是理所当然的。你的注意力还是应该更多地给到孩子，毕竟他们的成长才是最重要的。

生活中日复一日、年复一年的艰难考验和枯燥乏味在社交媒体上是不存在的，而这些琐碎的日常才是我们真实的生活。

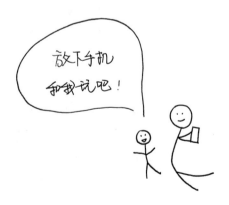

二胎真的是奢侈品吗？

在国家放开了二胎政策之后，在适龄期的我们反而陷入了迷茫。原本只能生一个娃，省去了非常多的纠结和讨论，因为没有选择只能如此。如今有了多一种选择的我们反而有些措手不及，也许和爱人的讨论无法取得共识，或者是长辈们对此有非常明确的意见。

在传统思想依然占据主导地位的绝大部分地区，家中长辈最普遍的希望就是儿女双全，甚至是多几个男孩。所谓"传宗接代"，所谓"后继有人"，所谓"喜得贵子"，都是对生儿子的特有祝福，可见对性别的重视。对许多家庭来说，如果第一胎是个儿子，那么就希望二胎是个女儿；如果第一胎是女儿，二胎就非常希望是个儿子，甚至有些家庭想生到有儿子为止。家庭的压力之大，会迫使很多孕妈不得不改变自己的想法。

在现代城市中养育孩子是一件成本很高的事儿，有两个孩子就意味着支出加倍，对于许多讲究教育质量的中产来说并不容易。虽然喜欢孩子的小夫妻可能会选择生两个孩子，但也可能会面临许多的问题，主要包括以下这些：

1. 经济和教育品质的关联性。如果想在物质上给孩子最好的条件，而多了一个老二的花销，会不会使家庭经济情况紧张呢？账单金额多出两倍，幼儿园学费两倍，辅导班费用两倍，等等。当你看到两倍数额账单的时候，会不会焦虑感加倍？不仅要多挣点奶粉钱，还要考虑他们以后在城市里的安居费用，为他们准备好住房。父母两人大概又要多奋斗好多年才能负担得起这些开销。退休的时间又推后了！

2. 生活品质的下降。多一个二胎，在花销升级的基础上，不可避免的就是家庭其他成员的消费降级。房屋的空间有限，是否能够容纳两个孩子成长呢？是否意味着你要换一套面积更大的房产？怀上了二胎，也将会很影响孕妈自身事业的发展，那么是否还能有足够高的薪水去维持房贷和生活？

3. 在自己的人生中，是否准备好了让孩子占更大的百分比？有了二胎意味着在教育上的战线会更加拉长，原本只有一个孩子的成长会占据人生中的十多年，有了二胎之后会更多个几年甚至十年，这对于在事业上很有追求的孕妈将会是很大的挑战。

4. 两个孩子之间的关系也是一个需要处理的问题。两人开始有竞争有冲突的时候，你是否已经想好了如何解决，是否有足够的能量和精力去应对这种冲突，是否能够保证两个孩子都有同等的关注度呢？原本可以专注培养一个孩子的精力要给两个孩子平分，例如一个孩子在准备中考的时候另一个孩子准备小升初，需要家里人同时支持的话可能陪伴质量有所下降。

5. 两个有年龄差的孩子可能处于不同的成长阶段，例如三四岁的宝宝需要多出门呼吸新鲜空气和活动，而刚出生的宝宝需要在家休息成长，家里是否有足够的人手来面对这样不同的需求呢？在孩子都还小的年纪里，可能会手忙脚乱，家里人手严重不足，需要"外援"才能搞定两个孩子。不仅对家人有劳动的负担，还是一笔不小的支出。

6. 孕妈还需要考虑的是，自己的体力和情绪上是否能够承受呢？现在大城市里人们的生育年龄不断推后，可能等到生完一胎恢复后可以生二胎时候已经是接近或者超过35岁的高龄产妇了，你的身体负担将会比年轻时候重许多，是否还能承受新一轮的孕期呢？

但二胎也有许许多多的益处。

1. 手足之情。兄弟姐妹之间的情谊是很难取代的。古谚常说："血浓于水。"推心置腹的朋友在人生道路上会遇到很多，但是真正能够互相信任、互相扶持的还是亲人。

2. 决策支持。独生子女在以后面对重大决策的时候只有自己可以做决定，而没有亲人的支持。如果能有兄弟姐妹，能够得到更为客观的看法，可能会作出更好的选择。

3. 情商提升。独生子女很容易会在全家人的宠溺中养成唯我独尊的习惯，家里有兄弟姐妹则能更多地学习到照顾他人的感受。在情商培养上，多个孩子是互利的。

4. 环境压力。当长大以后，如果身边人都有兄弟姐妹的时候，可能他会感觉有些孤单。但如果他有兄弟姐妹，他就会感觉自己并不是一个人。

5. 成长乐趣。对于每个孩子而言，家里都热闹得多，也随时都有人可以交流。大孩子照顾小孩子，小孩子学习大孩子，其乐融融。

如果有一些方面没有办法很好解决，弊大于利，那么我相信你对这个决定会慎重考虑。生下宝宝，我们都希望能给他一个最好的成长环境，如果由于分身乏术或者经济紧张影响到宝宝的成长，那应该优先保证一个宝宝的生活质量。如果你通过对以上的问题和益处的对比，获得了自己满意的答案，那么生二胎对你来说就是一件很轻松的事儿了。虽然二胎有着一定的难度，但对大多数人而言，主要的牺牲也只不过是餐桌上多加一双筷子。固然会有一段艰难的时期，在短期内经济上造成一定的压力，但长远来看这些牺牲都是短暂的。孩子成长过程中的快乐，他们长大之后的成就感，他们对彼此产生的积极影响，这些巨大的回报都会远胜于我们付出的辛劳。我们总是害怕多生孩子管不过来，会带来沉重的负担。其实事实并非如此。从整个人生的角度看来，只不过是阶段性的难度加大而已。生一胎的经验，还能更好地让你生下二胎，不需要重新学习育儿知识，就可以轻车熟路地应对二胎的养育。如果说生第一个孩子的难度是100分，那么二胎的难度最多也就是70分。

如果在经济条件允许的情况之下，什么时候适合要二胎呢？兄弟姐妹之间有最理想的间隔年龄吗？其实孩子之间的不同的年龄差各有利弊，很大程度上取决于父母两人如何处理家庭生活的影响。有可能你们会认为第一个孩子还小的时候就要第二个孩子，能够一同全力照顾宝宝的婴儿期和幼童期，孩子们更容易成为好玩伴，能建立起强烈的情感纽带，能够同时去学校作伴。但年龄相近的同时带来的可能是在争夺玩具和父母关注的时候容易发生争吵，而不是大孩子能够多疼爱自己的弟弟妹妹。

如果孩子们之间年龄差距较大，能够给你多一些时间进行身体恢复。根据研究表明，女性在有孩子之后12个月之内再次怀孕，和间隔时间更长的人相比，更加容易早产。至少在前期分娩后等待12个月再怀孕，可以消除增加的早产风险。在经济上，年龄差距较大的孩子可以让你在较长时间内分摊抚育费，不会一时之间造成过大的经济压力。就我身边的朋友来说，在第一个孩子五六岁的时候，遇上了国家放开二胎政策。但她们多半放弃生第二个孩子，因为当第一个孩子进入小学之后又会有许多新的来自教育方面的挑战，感觉已经分身乏术，没有多余精力再去生养一个孩子了。而且母亲的年龄也在增长，很快就是步入35岁的高龄产妇了，是否再生一个孩子确实需要斟酌一番。

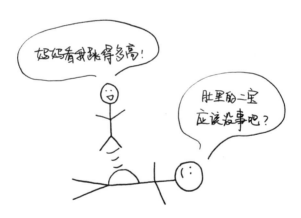

精英教育与快乐教育，如何做选择？

　　美国有许多讽刺上东区教育的书籍，例如《我是个妈妈，我需要铂金包》，例如美剧《怪妈闯荡记》，在纽约上东区——曼哈顿最富有的名流与精英们居住的地方，名校毕业、有钱又有颜的妈妈们也会为彼此攀比而斗得你死我活。一切事务都要遵循按照惯例精心编排好的人生年表，你需要抢先抢先再抢先，从幼儿园入学申请开始就要进行谋划，在正确的时间准确地踏在预订的道路上，因为可能幼儿园的入学就影响到孩子大学的申请。每一位曼哈顿上东区的妈妈虽然本身已经处于食物链的顶端，但仍然需要拼尽全力为家人和后代维持地位、财富和权势。能够通过上流社会游戏规则的层层遴选并适应这种复杂严苛的生活方式的妈妈，都是兼具才智与毅力、深谙瘦身秘诀与育儿经的谋略大师，因为在上东区，唯有如此才能勉强跟上其他人的步伐而不掉队。每一次的入学申请，考试成绩并不是唯一的考量标准，还有非常多的软指标，例如父母亲的职业、专业、财力，甚至家族历史都是评判的标准，只有经历过层层筛选才能进入幼儿园园长的考虑清单。这样的学校们，都致力于培养出行业的精英人才，在师资、生源上都占有绝对的优势。美国政治学家罗伯特·帕特南在论著《我们的孩子》

中提出，家长在为好的学区支付高价时，竞争的其实是同一个学区里受过高等教育的高收入家长，而非高质量的办学与师资。

在布鲁克林的教育又是另外一种场景。相较于保守而严谨的上东区教育，布鲁克林的教育非常注重孩子的个性培养以及自由发展，完全放养式的理念又是另外一种极端。过于注重自然、哲学、人文学科的教育，并且对科目成绩不进行记分，以创造自由轻松的教学环境。这些教育机构对于孩童和家庭的审查较为宽松，但他们的教学质量与上东区完全无法匹敌，很可能在毕业后只能进入较为底层的职业。

其实这体现了美国衰落的核心问题，也就是精英和民众的严重脱节。从教育开始，普通民众走的就是快乐教育的路线，而精英教育的课程压力一点也不逊色于国内重点学校。精英追求收入和利润，主要体现在前往华尔街工作；而普通民众注重培训生产工作技能，只能从事中低端服务业。层级割裂导致纽带缺失，精英与民众鸿沟不断拉大，从事的行业和职业也都在分割开来。精英阶层对于财富的追逐使他们大量流入金融及相关行业，而理工类学科的人才缺失则成为社会中日益严重的问题。

在美国近30年兴起的育儿理念浪潮中，"直升机育儿"（helicopter parenting）一词被广泛提及，它指的是高参与度、高时间密集度、高控制度的儿童抚养方法。有一些美国家长们，帮孩子做作业，为孩子请昂贵的家庭教师，甚至插手孩子找工作，被普遍认为是陷入了过度育儿的陷阱。

令他们感到矛盾而困惑的是，在美国，亚洲家庭背景的孩子接受了比其他群体家庭中更为严格的权威型教养方式，其表现远优于其他群体。

"来自PISA和NLSY97调查的数据证实，教养方式对学校表现和高风险行为有影响。采用权威型教养方式的参与型父母的孩子更有可能在学校取得好成绩并获得更高的学位，并且不太可能做出有潜在危害的危险行为。"——《爱，金钱和孩子：育儿经济学》

美国人拿亚裔作为参照和自己的教育相比较，那么勤奋努力的中国家长，是以什么样的方式在育儿呢？

对主要考虑出国留学的家庭，按照深圳的标准来计算，从幼儿园开始到高中一直上国际学校的话，15年的花费在500万元左右。在国外念4年本科，还得再加200万元。孩子从入学到毕业，就需要700万元左右的花费。除此之外，零零碎碎的地方都要钱，例如升学顾问机构的费用，报考托福等英语考试的培训和考试费用，出国面试的飞机票钱和住宿费用，等等。

中国的公立学校基础教育系统较为扎实，也没有像美国一样从小进行教育分层，以应试教育作为最主要教育方式的中国学生来说，还处在一个相对平等的学习平台上，只需要在相应的课业上获得好的成绩，其他方向的指标相对来说不是那么重要，这也是中国社会仍然保留教育上升渠道的一种方式。作为一个准妈妈，一定会担心自己的宝宝输在起跑线上，希望为孩子创造条件接受最好的教育而成为最好的人才，在这一点上每一个妈妈都是一致的。

最近在国内的某些地区也开始有类似于曼哈顿教育情况的出现，并且愈演愈烈，例如最近被谈论较多的北京顺义的妈妈们。想要在顺义区让孩子进入国际教育学校，首先需要家长通过外国招生办主任的面试考验，其次国际教育的娃娃们除了应付英文考试、国外大小考试，还要完成所有国内的课程，并且完成才艺和体育的培训。其中，小众的体育项目最受欢迎，也是最难训练的，但是当其作为进入常春藤校的敲门砖时竞争最小，因此许多家长趋之若鹜。课外班和国外的夏令营是必须参加的，在全球各地的行程不仅包括体育赛事，还有所有的国际校园夏令营体验。从小就直面国际竞争的孩子们，丝毫不敢有任何懈怠，生怕随时被淘汰出局。这对于家长和孩子，都是非常枯燥、焦虑甚至是痛苦的成长体验。

在中国，公立学校还是较为强势的，私立学校的教学质量还没有完全超越并替代公立学校，而公立学校较为平等的入学方式和教育理念对中国孩子们都是非常友好的，并没有在幼儿时代就对背景不同的孩子们进行分割。固然现在有很多家长有争取学区房的房产投资行为，但相较于纽约的教育环境，我们已经算是很宽松和平等的啦。

根据《爱，金钱和孩子：育儿经济学》书中，作者使用了世界价值观调查（World Values Survey, WVS）的数据检验了教养方式在不同国家之间的差异。他们得出的结论是，经济不平等的社会现状影响了各国民众的教养方式，而勤奋在美国、中国和俄罗斯等国家很受欢迎。

中国是一个将密集型教养方式常态化的国家，因为高考是至今为止经过检验最为公平的竞争方式。在中国，每年约有900多万名考生参加高考，进入高等学府。如果在考试中表现出色，成绩拔尖，就算是偏远地区的学生也可以进入顶尖大学。

而就算是家庭富裕、一线城市的学子，如果考出了糟糕的成绩，也可能会失去就学机会。在国内，获得985、211院校的学历是受到尊重的，它至少代表了在考试竞赛中你的表现优秀，你可以在学术氛围较为浓厚的院校得到最好的培养。进入这些排名靠前的院校，等于直接拥有了一张进入名企工作的入场券，就算你的家庭背景、经济状况可能逊色于他人，但这张入场券仍然可以保证你的前程有一个好的开始。

想要在高考获得好的成绩，需要非常勤奋努力。在我们传统思想看来，勤奋是跨越阶层的有效手段。而我们的孩子们，是否需要不断地勤奋付出，才会有出人头地的可能性，这样的要求，是否让我们的孩子们长期没法享受童年和青年生活？我们需要对自己的教育理念进行改变吗？

其实，通过勤奋可以跨越阶层，正是一种社会流动性高的体现，是国家的人群还没有固化的体现。正因为有改变未来的可能性存在，不同背景的父母们也会对孩子有着期许和希望，也就意味着人们依然相信"勤奋可以改变命运"。如果你现在处于人生的低谷，可能在工作、家庭、经济上都受到挫折，但是你的孩子依靠自身的努力和聪明才智在同期学生中脱颖而出，进入名校进而可以进入好平台的大公司工作，那么他获得的机会并不比富裕家庭的人少，他可以依靠自己的能力来获取相应的报酬，相对来说这个社会仍然是平等的。

除了学历之外，中国人的勤奋是体现在所有领域的。天赋、投入、专注度，都共同决定了未来的可能性。如果没有自制力，没有勤奋的品质，没有逆水行舟不进则退的觉悟，没有不断创造价值的理想，随时都可能坐吃山空，在时代的进步中被淘汰。富家子弟如果不努力提升自我，只是过度依赖较好的教育资源或者家庭资源，而没有自己的思考和辨别能力，很难维持父辈打下的江山。

在这个世界上没有绝对公平，人与人之间有差距是任何历史年代、任何人类社会的共同现象。而我们孩子生活的中国社会，还有着改变命运的希望。社会中不可避免的不平等是存在的，但是通过自身努力改变境况的可能性也是存在的。鼓吹中国"阶层固化"的人，多半是因生活中失意而寻求理由和解释，以宽慰自己罢了。

密集型教养方式也许听起来不那么现代，不那么快乐，也不那么理想，但是它确实是符合我们国情的教育方式。我希望读此书的你，能够培养孩子勤奋的本质，让他们无论在人生的哪个阶段，都能尽自己的全力，去创造更理想的美好生活。

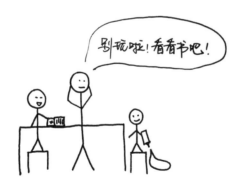

有必要让孩子"赢在起跑线上"吗？

有必要让孩子"赢在起跑线上"吗？

我有这样一些朋友，他们望子成龙、望女成凤的期望都是写在脸上的，你仿佛能感觉到他们随时能掏出一篇攻略，要给你推荐一个音乐培训机构或者是数理加强班。作为一个小时候没有去过培训班的人，很难理解现代的孩子们为什么都那么需要培训班的辅导才能获得提升。是公立学校的教育质量下降了吗？是培训机构的超前教育拔苗助长了？还是因为真正的教育都在培训班，老师们都带有营利性质？还是现代社会的我们对孩子们的要求提高了呢？

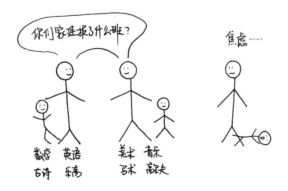

父母们希望自己孩子能够赢在起跑线的心理就好像病毒一

样，总是在坚持让孩子自由成长的免疫系统外徘徊，等待乘虚而入的机会。可能有一天，当我看到别的孩子优秀的成绩单、完美的课外表现时，免疫系统就会瞬间崩溃，从而加入培训班的大军。在恐惧的胁迫下，人们很容易从原本的旁观者变为体制的拥护者。

我们总是强调"教育改变命运"，然而经过这么多年的摸索最适合中国国情的还是应试教育。应试教育被认为是相对公平的受教育方式，同时我们又发现应试教育出来的人才很多时候并不是真正在社会中实用的人才，只会答题的孩子们总有这样那样的社会能力的缺失。

就我个人认为，孩子们成为优等生，很多时候代表了他们善于解读和运用规则，能够顺利地去驾驭社会评判的规则，非常熟悉和乐意拥抱现有的社会规则。出类拔萃的学霸们，一般来说，可以预见的成长路径就是：名校、大企业、管培生、领导助理、核心职位、扶摇直上、企业高管这么一个路线。许许多多领域中的名家都是这样出来的，所谓的名门正宗，都是这么一个路线。但也有这样一批成绩不是那么优秀的学生，是不屑于向规则低头，喜欢按照自己的逻辑来，按照自己的想法和思路一直坚持直到成功。他们可能是叛逆的程序员、高新技术人员、生意人，等等，但大部分情况下，需要非常高的天赋和自制力才能真正做到脱颖而出。

孩子们从小就要接受学校和家庭的教育，有些时候还需要借助培训班的力量去拓展自己的维度。他们的竞争在不断地白热化。新闻采访中，高考状元有许多人都重点感谢了自己书香世家的中产家庭，为自己提供了无需担忧的衣食住行，享受了对城市人口的政策保护和资源提供。如果从原生家庭开始就已经拉开了差距，那么学校和培训机构能起到多少作用呢？

看着宝宝天真的笑容，很难想象他以后将会面临多少学习和生活的挑战，而作为父母的心永远都会悬着，期盼着他们的人生能比自己的更加精彩。竞争的起点不断在提前，城市的私立幼儿园越来越多，在世界建筑大师设计的国际大建筑教学楼里，挂着印象派的壁画，配有着欧美纯正英音的外教。例如深圳荟同学校由伦佐皮亚诺建筑工作室设计，是世界一流城市的30个校园系统中的一员，能容纳从幼儿园直到高中的2200名学生，从孩童一贯制到大学。

有些时候，太多选择反而会给母亲们的选择带来压力。正因为物质经济条件的提升，可以去做出公立和私立学校的选择，所以容易出现负面效应，例如惋惜感、期望过高和失望感。越是资源丰富的妈妈们，越是努力想要照顾好孩子，从婴幼儿时期到读大学，从用什么牌子的尿不湿，吃什么样的有机辅食，用哪一款安全的婴儿座椅，直到选择什么样的培训课程、什么样的家教老师，进哪一所名校的哪个专业，都是复杂的选择题。越是拥有良好的条件，选择的责任就越大，你会希望自己作出了百分百正确的决定，而不是有一天为了没有选择最佳的而懊恼不已。

社会学家莎伦海斯提出的"Intensive Mothering"，特点是"儿童为中心，专业引导，劳动密集，开销昂贵"。这要求母亲们全天候的围绕着孩子转，以孩子的成长发育作为生活的重心，牺牲自己的时间和精力保证孩子的德智体美劳全面发展。美国最有钱的家庭中有许多母亲都是这么做的，平日里的闲暇时间不是在教孩子们烘焙就是带他们参观博物馆学习，这样的做法正逐渐被中国中产家庭借鉴。大量的家庭不惜大成本地将孩子送入早教课堂，宁可自己省下饮食费用也要为孩子三四百元一节的教学课买单。幼儿园的作业越来越难，手工课越来越复杂，最终成为了家长的手艺大比拼。我们都一起掉入了这样一个漩涡、一个洪流，推着我们育儿的节奏快速前进。快乐自由的童年是一个遥远的、被舍弃了的概念，现在的出类拔萃需要从幼儿阶段开始，培养"领导力"和"优秀的习惯"都被不断提前。最好从来不要让孩子体会失败的滋味，他们应该从刚起跑就比别人优秀，而孩子们的挫折教育是不必要的。

所谓"有钱又努力"的人，在中国不愁吃穿的中产家庭们，他们最大的目标就是孩子的成功，把自己超级自律、渴望完美的本质传承给下一代。这不仅仅是中产的精英主义的内在动力，还是社会阶层流动的外部压力。根据中国最新的出生人口数据，2019年的新生儿数量大约在1100万，相比于2016年的1786万，2017年的1723万，2018年的1523万，已经出现了断崖式的下跌。前两年的人口增加很大程度是由于二胎政策的开放，但适龄的二胎家庭数量是有限的，许多家庭由于经济压力、身体状况、投入人手有限等原因都放弃了生育二胎。在大众育儿福利没有提升的情况下，生二胎的只能是经济条件宽裕的家庭，而且是人手宽裕的家庭。二胎出生以后自己的父母还要继续带第二个孙子吗？请保姆的费用是否比家庭收入还高呢？托幼机构的服务和补贴都没有跟上的情况下，很多家庭很难再去考虑二胎。本身就已经是独生子女的一代，现在意味着两口子不仅要养四个老人，还需要养一到两个小孩。一旦家中有人身体状况出现问题，养老保险能够承担的又非常有限，这些对原本普通的家庭都会造成严重的打击。

每一个妈妈都有自己的人生规划，都对自己要几个小孩、什么年龄生育有自己的想法。虽然国家不断在鼓励生育，但许多人的思想是穷养两个小孩还不如精养一个小孩，甚至有更多的年轻人开始认为婚姻和孩子是负担，晚婚、不婚或者丁克的人都是广为存在的。

早教班能让宝宝迅速领先吗？

我们在育儿中常常喜欢借鉴国外的一些科学育儿法，认为他们专家研究了多年总结的经验方式能够指导我们的育儿理念。例如"亲密育儿法""虎妈式育儿法""直升机式育儿法"，等等。其中，"虎妈式育儿法"由美籍华人蔡美儿创立。她作为华裔第二代美国移民，以对子女的高度期待与严格的教育方式来养育两个女儿。她的方式在国内父母中其实非常常见，我们最广为认同的方式就是对子女的培育必须尽心尽力，以各种激励方式促使他们更加优秀。

与此相应而产生的现象是，在城市的大街小巷里，每个小区中，每个购物中心里，每个学校附近，都有早教机构的店面。早教班的种类特别多，有运动课的，有美术课的，有音乐课的，有英语课的，最近还有拼图课和机器人课。我们面对各式各样的早教机构，总是不知道怎么选择比较好。如果选择去上早教班，每节课就要300元左右，是一笔不小的开支。但如果不去，又会认为自己是不是亏待了宝宝，让他没有办法得到科学的教育。市面上很多购物中心里的早教机构，其实有一个最大的"秘密"，它们会压着"月龄线"去训练。例如，你的宝宝6个月，应该差不多快要会翻滚和爬行了，他们就让你带着宝宝做什么任务，看似你孩子因此学会了，但其实是他自然发育出来的，而许多家长们并不清楚其中的奥秘。

有很多家长评价，说早教增加了孩子的"大运动"能力和"精细运动"能力，但是个人认为早教似乎对社交和艺术好像作用不大。为什么大运动能学会，艺术类却学不会呢？因为大运动是孩子自己到了一定的时间发育出来的，而不是机构教的。艺术是真正需要教育才能学会的，这一点早教机构就做不到对每一个孩子都有效了。

早教机构自然会在推销课程的时候说自己的教学方法科学而且有必要，仿佛也言之有理。那么如何判断早教机构是不是在做一些宝宝自然成长也会发育出来的活动呢？最好的办法是查询宝宝月龄逐渐应该掌握的技能，例如这个月会坐起来了，下个月会爬行了，那么如果早教机构给你安排的课程是让他学习这些技能就是没有必要的。如果能够自己在家有目的性地训练宝宝的动作能力，鼓励他不断做新动作，掌控自己的身体，那么他成长得不会比去上了早教班的更慢。当然，如果你认为参与早教班的意义在于让大人放松一下，也可以不妨一试。但若希望早教班可以完全替代父母的育儿作用，恐怕是比较难做到的。

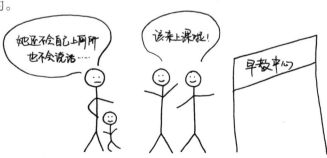

育儿知识付费

现在社会上非常流行知识付费，在母婴这一个板块中，最流行的便是号称按照国际培训理念育儿，给孩子安排各种训练、培养，等等。确实，国外有这样的指导理论，但是逐渐走向了失控的方向。2020年的新闻中讲道，一个妈妈参加了一个网上的自主入睡引导课程，十天的一对一课程需要6000多元。根据课程介绍，要求营造良好的睡眠环境，分房睡觉，就算是白天也要全黑，关灯并拉好窗帘，穿好睡袋后父母就要离开孩子房间，通过监控看孩子。有一天妈妈看到视频中的宝宝趴着喘不过气来大哭，却由于听信课程微信群里非专业人士的指导，最终让孩子趴睡导致死亡。这样的事情太让人痛心且愤怒了。

现代社会的人们普遍焦虑，大家都希望孩子从小就是最优秀的，但是这些训练真的都有益于宝宝吗？宝宝哭泣，本身就是紧张、恐惧情绪的表达，希望能够得到父母更多的帮助，只要简单的爱和抚慰就可以让他们感受到鼓励。宝宝哭泣都是有原因的，例如饿了、困了、害怕了，身体不舒服，看到陌生的人引起警觉，等等，父母应该积极安抚宝宝并且了解原因。

安抚宝宝的方式有很多，例如轻拍、喂奶、抚摸、轻轻摇晃等，都可以让宝宝安定下来，还可以给他准备一些安抚奶嘴、玩具、安抚巾等。要将安抚宝宝的情绪作为最优先的事情去解决。现在父母了解育儿知识的渠道特别多，有许多人不看育儿书，也不学基础原理，直接就按照抖音、小红书上的方法强行实施，一些离奇博眼球的观点反而带动许多父母效仿。有些听起来特别诱人，例如接受了××训练之后，就可以独自入睡、断夜奶等，但其实这些训练对宝宝来说都是很残酷的。对宝宝的训练和智力的开发应该建设在宝宝舒适和愉悦的基础之上，这样残酷的训练是反人性的，是有问题的。

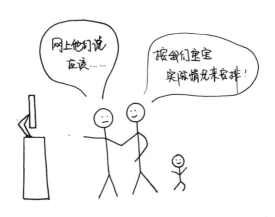

听着孩子反抗强制训练的哭声，不仅孩子难受，全家人听着都难受。宝宝的吃奶睡觉，应该是无忧无虑的，如果用大人的要求去训练他，是反天性。我们应该增加宝宝的舒适感和安全感，让他养成无忧无虑的性格，而不是从小开始强迫他成为大人希望的样子。每一个孩子都有自己的成长节奏，如果拔苗助长去要求他提前做一些动作，是没有必要的。为宝宝创造安全和开心的成长条件，是父母在婴儿期最主要的任务。

也许宝宝还不会翻身，但他一次一次地失败，仍然还在用力去尝试。成长中的跌倒、失败都是不可避免的，但人类的宝宝们就是要在这样的尝试中不断地学习、长大。我们是陪伴婴儿成长的父母，而不是什么专项能力训练师。在控制孩子的节奏之前，我们应该记住自己的初心，理解科学育儿的原理，而不要轻信网络上未经检验的育儿经验和理论。

集体育儿的可能性

　　每个妈妈要学习的育儿知识都是如此的相似，不禁令人思考，是不是有一个最专业的机构来负责养育他们是最合适的呢？这样就不需要我们所有人每天都被拴在宝宝身边了，有最科学的育儿机构来抚养他们，大概会比我们这样手忙脚乱的新手爸妈强很多。而每次看一些科幻作品的时候，总是喜欢有这样一种设定，假设所有宝宝都是可以统一养育和管理的。其实这种设想是有来源的。阿道司·赫胥黎的《美丽新世界》作为20世纪最经典的反乌托邦文学作品，引用了他广博的生物学和心理学知识，展示了虚拟的公元2532年的社会众生相。在一个理想化的社会当中，精子和卵子通过温热的培养基培养后在工作台上受精，成功之后浸入培养基；而每一个胚胎都可以分裂至96个胚芽，形成96个人，男人、女人统一标准化批量生产。育婴园当中，护士们统一摆放好花和书，让宝宝去触碰学习。所有的宝宝都放在同一个温室中培养，他们的一切都是大人统一管理的，包括进食、活动、学习等。

　　在现代的影视作品当中，也经常能让人看到类似的场景。例如美剧《西部世界》当中，人类的幼童和克隆人都有批量化生产的培养室，《宝贝老板》里有宝宝们被分类到各个家庭的场景，《雪国列车》当中孩子们由阶层配备的老师带着学习知识。

如果孩子们进入集体育儿时代，最令人担心的后果大概就是儿童群体的同质性。从婴儿时期开始，智力的开发、事物的认知、对错的判断都是统一培训的，那么他们的思维方式是否也会趋同呢？我们人类个体之间的差异是否会逐渐减小？什么样的早教才不是"洗脑"而是尊重个体发展的呢？如果存在集体育儿，这些就是最令人担忧的问题。也许看起来有些科幻，过于理想化，但这正是我们面临的精神层面问题。

从实施层面上分析，我们希望集体育儿能够减轻父母的负担，但在减轻负担的同时，我们失去了孩子价值观形成初期的宝贵时光，他们可能在多个孩子中不受到关注和重视，他们可能接受的是我们自身不认同的价值观，而如果托儿所人员处理不当，还可能会让孩子性格会变得孤僻或者内向。那么，这样的集体育儿还有它存在的意义吗？

孩子总要上幼儿园的，3岁开始他们都要去幼儿园开始自己的学习生活。那么针对0~3岁的宝宝们，我们应该如何作出正确的选择呢？

首先，因为孩子年龄低幼，语言表达能力和沟通能力都有限，只有在绝对信任、随时可以观察的情况下，才能把宝宝送到托儿所，这更加减少了选择这种育儿方式的人群。在条件允许的情况下，进入幼儿园之前，人们都会选择以自己育儿为主。实在抽不出时间的情况下，再交给托儿所或者保姆。这样能够保证孩子的初期启蒙教育是自己可把控的，孩子能够得到足够的关注，他们的需求也能够得到及时的响应。在托儿所内由于孩子数量多，更多的时候只能照顾到宝宝的日常需求，对不善表达的孩子需要极为细心的老师才能照顾得当。

送到托儿所或者幼儿园并不代表家长就可以一劳永逸了。回到家的时间里，应该和孩子多沟通交流白天发生的事儿，了解他的一天都经历了什么，帮助孩子作出正确的价值判断，让他知道什么做法是对的，应该如何去处理生活中出现的问题。

集体育儿本质上是一个社会问题，直接影响着所有人的生育意愿。从城市中托儿所现状上分析，在公办托儿机构缺位的情况下，极少有民办托儿所能够通过经营资格审核要求，因此能给人们选择的合适的托儿所少之又少。托儿所的运营成本极高，风险极大，因此机构数量并不多。另外，托儿机构能够负责的营业时间也是有限的，并不能覆盖大人全天的工作时间。留给人们的选择只有全职妈妈育儿、长辈育儿和保姆育儿，无论选择哪一项都不容易。中国女性不得不在生育和职业之间做选择题，而长远来说，其不确定性将引起职场上对女性的雇佣顾虑。保姆育儿则有太多不确定性，让孩子面对陌生的、背景差异较大的保姆，是许多家长都无法完全放心的。只有长辈育儿，让上一辈人不停歇地再次投入到为家庭奉献中，才能保证家庭的正常运转，让年轻女性可以维持自己的职业生涯。但长辈们往往年事已高，一旦有身体不适，或者精力跟不上育儿的需求，又会让家庭陷入艰难的选择中。

2019年全国两会期间，全国政协人口资源环境委员会副主任王培安表示："如果能把托幼问题解决好了，按照国际经验，出生率会增加10个百分点。"可见，0~3岁宝宝的托幼问题是社会现状的需求。我们如果能够更好地解决这个问题，就能

够更好地解放妈妈们的生产力，让女性们有更多的育儿选择，
也有更强的生育意愿。

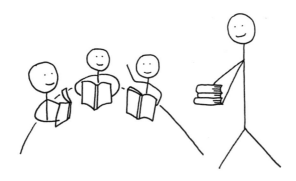

好的幼儿园，为宝宝开启新的旅程

　　虽然现代人的很多学区是已经划定的，但对幼儿园的选择却是非常个性化的。例如有些人会愿意花重金送宝宝去国际幼儿园，因为有双语教学；也有人愿意找一个就近的幼儿园，接送比较方便和安全；也有人认为某些特色风格的幼儿园比较符合自己，例如有特色课程等。怎么样挑选合适的幼儿园呢？做功课的任务经常会落到母亲的头上，那么你应该怎么建立自己的一套选择体系，从而得出最合适自己宝宝的选择呢？

　　首先，要定一个大的方向。你期待孩子去上幼儿园，主要目的是什么呢？是开发智力，是学到知识，是规范作息，是养成习惯，是学习社交，还是培养爱好呢？不论重点目的是什么，最主要的是让宝宝在小小年纪就去尝试多种发展的可能性。

　　个人认为，选择的要素比较多，可能需要列出一张表格来进行统计，例如给每个项目打个加权分，最后给你可以选择的幼儿园打一个综合分，得出你最心仪的幼儿园。要了解幼儿园的基本概况，应该分为最基础的硬件条件与服务条件两种类型进行考虑。

　　硬件条件包括：

　　1.学校的地理位置，以及安全性状况是否良好。一般来说幼儿园都会坐落在居民区附近，有比较良好的社区条件，但还是要注意一些不稳定因素，例如交通条件是否人车分流，不会对宝宝的安全造成威胁。门禁系统是否森严，对于接送人员的身份是否会进行核实。校园内的活动设施是否有做安全防护，需要观察桌椅和活动器械的细节等，我们可不想宝宝一不小心就撞坏了脑袋。最主要的，要看是否能够保证通勤时间短、路途安全，让宝宝们每天可以轻松上下学。

2.学校的接送时间和自己家里接送人员的时间协调。有些学校有课后托管，有些学校有校车接送，有些学校要求周六也要上学。你要根据自己的时间选择配套服务的幼儿园，例如你希望自己周末有两天完整的亲子时间，就选择只有五天上课的学校。

3.班级人数和师资配比。国内大部分的幼儿园，每个班级标配是2个教学老师和1个生活老师，师生比例大约是1:10。一些学校可能达到1:5，因而自然是会有更多的精力可以照顾到每一个孩子，但是价格也会相应提高。可以视自己宝宝的需求和自己的经济状况来进行选择。

4.基础设施的完备。膳食情况与孩子的健康息息相关，幼儿园若有自己的食堂最佳。每周食谱应该兼顾到营养的多样性。对于可能导致孩子过敏的食物，也能有相应的应对措施。在活动设备上，游戏器械、秋千、沙池、泳池、球类、攀爬类户外活动，以及美术、音乐、舞蹈、构建等各类主题的室内区域，都是应该认真考察的。

服务条件包括：

1.学校课程的设置是否合理，应该注重五大基础课程的分配是否合理，包括语言、科学、艺术、社会、健康。能够让孩子们学习的各个领域学科内容全面，并具有启蒙意义。也可以关注一下学校的特色课程，例如有些学校的艺术性培养师资配置较高，或者注重户外活动的体能课程较好，可以按照自己孩子的发展方向进行选择。

2.在园内活动中，是否能够让宝宝有意识地接触并参与更多的玩耍场景，提供多样化的角色扮演教具，创造让宝宝们一起玩耍的环境和条件，让宝宝们相互合作，对孩子的社交能力进行培养。在校外活动的开展上，是否积极组织春游与秋游，开展公园的露营活动，参观博物馆，去玩具工厂，到各种主题公园及训练营一起玩耍，组织家长们一起观看亲子电影，能够给宝宝创造美好的回忆。这些活动的组织是非常考验学校的组织能力和担当能力的。

3.对幼儿园墙壁上的学生作品展示区进行考察，看看学校培养是否鼓励个人成长，例如手工作品和图画，如果千篇一律，说明教育质量仅注重成果，对创造力没有很重视。

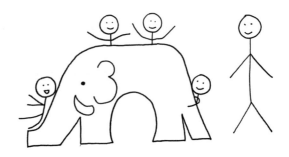

孩子们的理想与未来

　　现在各类育儿书籍众多，有西方专家们的科学养娃理论知识，也有中医理论的传统养娃方法，我感觉自己在研究一门全新的专业学科，而且这是一个终身课程，每天都有新的知识需要学习。现代社会都讲究精细化养娃，大概是因为现代人的孩子个数有限，大家都把所有的希望寄托于他们身上。以前生六七个孩子不在话下，往往也就是个散养状态，总有发展好点的，量变产生质变，说不定还有互相竞争、互相督促的效果。而现代家庭中的我们总是想把最好的一切给到孩子，倾尽自己的力量而不愿让宝宝输给别人。这种竞争逐渐从每个孩子之间的竞争转变成为每个家庭之间的竞争。一旦比较起来，有时候不能怪孩子自己的天资或者智商原本如何，而是你是否教导有方，你所提供的资源是否足够，你所找来的家教是否优秀。

　　深圳最好的中学之一是深圳中学，是全深圳人民趋之若鹜的地方。在深圳中学的游园会上，一个小盒子里面装了深中的石子、树叶和泥巴，就卖到了10元钱！然而还真有许多人买！很多孩子说买了这盒土，今后学习成绩就可以提高。虽然大家都知道是交智商税，但可见家长们心心念念为了孩子的成绩真是无所不用其极。大概这些家长对教育已经是近乎玄学的态度了。

实际上，纪录片已经给了我们一定的启示。英国BBC纪录片《人生七年》，它用了近半个世纪的时间跟踪了14个7岁的孩子，揭示了阶层的固化。受到这部纪录片的启发，美国、南非和日本也拍摄了自己国家的《人生七年》。英国版关注于顶级贵族学校、社会最顶层和伦敦东区最贫穷的10%人群，主要选取了极端的案例。美国版中，底层出身的人靠着自己的努力，也有过上体面生活的希望，他们的社会更加有活力，流动性强，也更有上升的希望。而日本版的13个孩子大部分出生于中间阶层的家庭，这些孩子的人生轨迹更能引起我们的共鸣。

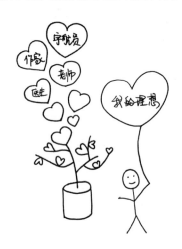

在他们当中，有孩童时梦想当检察官，最终在连锁咖啡店打工的。有想在出版社工作，最终在企业自助餐厅当营养师的。有从小接受顶级精英的教育，最终成为空姐之后才有勇气跟爸妈打电话认为自己成功了的。有的人因为丈夫赌博正在离婚，有的人和母亲关系生疏而离家出走，有的人背着父母从大学辍学。最终，所谓"成功的人生"并不是我们预想的那样。

因为不管是外界环境的影响，还是命运弄人，有时偶然出现的车祸、病痛，都让我们的工作、爱情、亲情受到巨大的影响。孩子们面对人生中的困难还是那么多，他们的生活也不会一帆风顺。

我们寄予厚望的孩子们，不出意外的话终将平凡一生。对于孩子的成长，父母望子成龙、望女成凤心切，但愿你有追求卓越的能力和韧劲，更有接受平凡的智慧和勇气。幸福的人生有许许多多的方式，而只有孩子自己选择的才是最适合他自己的。

第八部分

女性成长
自我提升

"一个母亲好像很适配女人在家庭中的地位，那是一个崇高而荣誉的地位。生育小孩，鞠之育之，训之诲之，以其自己的智慧诱导之以达成人，这种任务，在开明的社会里，无论如何都绝非为轻松的工作。"

—— 林语堂《吾国与吾民》

照顾孩子这件事情说起来容易，看起来基础而机械，但只有没有真正照顾过孩子的人才会这么认为。实际上，这和奴隶制甚至有些相似，你面对着的是一个无法理论的主子，宝宝们只不过是按照自己的随机意愿行事。它让人离群索居，失去社交，感觉无聊，要求苛刻，直到他们精疲力竭，你才能有喘息的机会。它会让你远离自己曾经熟悉的商业活动，侵蚀你的自尊，将你同成人世界分隔开来。在这样碎片化的时间中，你感觉自己的人生也被碎片化了，你逐渐变成了一个围绕着孩子转的人，你的人格、你的精神、你的思想都被逐渐割裂。但作为一个新时代的女性，我希望你不要任由这样的情况发生。

成为母亲之后的女性人生

　　立陶宛摄影师瓦伊达（Vaida Razmislavice）创作了一个名为"成为一名母亲"（Becoming A Mother）的摄影系列，在这个系列中她拍摄了33位女性在生育第一个孩子前后的肖像照，希望能够通过她们面部的变化来展示女性们在有了孩子之后会有什么样的改变。她认为自己在分娩过后，内心能量场的直觉变强了，人也变得更加智慧。她希望对世人证明，生育孩子之后女性仍然能够好好地生活，而不是仅仅增添了岁月的痕迹。

　　通过对这组照片的观察，我发现生孩子之前的女性们还有着比较糅杂的气质，有一些犀利，有一些羞涩，也有一些局促。等到生孩子之后，虽然法令纹加深了，头发也变少了，也有些许的憔悴，但她们的面部线条变得更加柔和，面容更加散发着温暖和善意，她们的眼神都充满了爱意，增添了幸福的光彩。在整体的气质上，母性的光辉赋予了每个女人新的光芒。

　　其实成为母亲本质上就是这样一个过程，我们用自己的身体去孕育一个全新的生命，对我们自身肯定是有一定的消耗，无论是精神上还是生理上都让我们付出了巨大的努力。但同时，我们获得了爱的结晶，我们得到了自己孩子的爱。是爱和母性，磨去了我们的棱角，柔和了我们的轮廓，明媚了我们的气色，让我们的眉眼中都有了善意。

如果原本的我们是璞玉，那么经过生子的雕琢，成为了打磨过后的玉器。那些与青春相关的词汇，例如青涩，例如天真，例如懵懂，例如张狂，在你有了孩子之后逐渐离你远去。取而代之的是成熟、是担当、是母爱、是奉献。蜕变成为母亲发掘了我们的巨大潜力，让我们对人生有了新的领悟，也对自己有了全新的要求，让作为女性的意义变得更加丰富。

在电视剧里，在小说中，只要是编织给女人的童话，男人就会有一句话令无数女人动容，这句话叫作"我养你"。其中蕴含的意义在于略过了直面生活、挑战自我的艰难过程，直接收获平稳和幸福。我们内心的女孩部分会欢呼雀跃，仿佛知道自己有了可以遮挡人生中风雨的大伞，从此生活浪漫美好，不需要担心柴米油盐。

对于还未接触婚姻的我们，这句话带着梦幻的光环，仿佛如果有了这种决心，婚后的生活就高枕无忧。各种"情感博主"纷纷教女孩们如何讨好男人，留住男人心。打扮不能太张扬，要以淑女气质为主，又不能过于昂贵。回复每条信息都要安排好时间间隔，连说话的技术都要讲究，每句话都要斟酌语气和用词，生怕有一点让男人感到不合适而退缩。学会了这么多的技巧，表面上是粉饰成为了男人喜欢的样子，可能一时能有用处，但是自我的人格在哪里呢？

其实这个世界上并没有"更容易的路"，我们终将会为所有的捷径买单。如果人生是在大海上航行的船只，如果在婚姻上你选择了搭乘一艘豪华无忧的大船，你对这艘船的方向没有话语权，船长也许随时可以把你替换。而有没有男人都不会影

响你的航行时，你才能够遇到那个与你同舟共济的男人。物质
上、精神上的独立才能让你对自己的人生有所掌控。

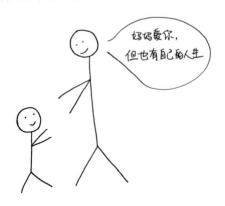

　　林语堂曾写道，"一个女子，倘若爱上了一个无价值的男
子而跟他结了婚，那她或许会跌入造物的陷阱，造物的最大关
心，固只要她维系种族的传殖而已；可是妇女有时也可以受造
物的赏赐而获得一婴孩，那时她的胜利，她的快乐，比之她写
了一部最伟大的著作尤为不可思议；她所蒙受的幸福，比之她
在舞台上获得隆盛的荣誉时尤为真实"。女性生命中的重要转
折点正在于此。创造生命是自然赋予女性的专属特权，新生的
生命给予我们生命的传承意义是如此重大。

关于对女性的期望值

前几天看到一个有趣的段子：国家提倡二胎，医院提倡母乳，专家不提倡隔代带娃，社会要求女人经济独立，宝宝渴望妈妈时刻陪伴，老公希望妻子貌美如花。走啊，一起上天呐！

未婚状态的女人大概没有什么感受，但生完宝宝以后你就会深刻领悟到这句话的分量了。每个人都会对你有所要求，问题是，我们女性要如何去满足所有人的要求呢？如果有一方面做得不好，是不是就会让宝宝受委屈？是不是会就让婚姻受到影响？是不是就会没法独立自主地生活？是不是就会被人评判？

我们总是想着，能够自己做主自己的人生，活出自我。这是一句简单的话语，要做到却可能要费尽全部的力量。如果这些对你的期冀和你自己想要的东西不同的时候，你有没有敢于反抗的勇气？还是会坦然接受命运对你的安排呢？

日本著名女性主义者上野千鹤子著名的《厌女》一书中说道：我们习惯把女人塑造成圣女，歌颂女人作为母亲、作为姐妹、作为善意者的伟大和牺牲。"当一个女人被塑造成圣女，享受了人们的眼泪和心痛，她的牺牲就成为理所应当。与此对应，不肯做同样牺牲的女人就会被绑上耻辱柱。"

　　用简化的语言来说，作为一个母亲经常需要面对的就是道德绑架。每次面对亲戚朋友们的探望，我们总会碰到一些令人头疼的"过来人"。例如某个姨妈会说"我怀上某某的时候，经历了多少的痛苦，你应该感到很幸运了"；某个朋友会说"当时喂某某的时候，我都母乳喂到他两岁了"；还有可能远方的表亲会说"你现在有人帮忙，应该感到知足，做好某某事情并不难"，等等。也许她们是希望用自己的辛苦经历来鼓励我们勇敢面对生活，但其实更多的时候其中暗藏的压力也会让我们感到负担。如果我们能控制自己的评论，对许多人来说就是极大的宽容了。

　　但每个人的情况如此不同，时代也在不断进步，从社会总体环境上讲，最基本的情况就是我们已经获得了生活水平的提升和物质条件的升级。广义上来说，并不是作出了牺牲的女性就应该以同样的标准去要求所有的女性，个人的奉献并不是要求他人做到同样付出的筹码。每一个母亲面对的困境不同，对痛苦的承受能力不同，也应该对此作出自我的选择。作为新手妈妈，由于缺乏经验，第一时间就会寻求周边人的意见，而身边人对她的支持将会至关重要。希望我们从自己开始，善待周边每一个新手妈妈，鼓励她作出适合自己的选择。社会进步的同时，我们相信我们的选择会越来越自由。

不同年龄的妈妈们

当我还在校园学习的时候，从来没有考虑过生娃会对我的人生带来巨大的改变，甚至影响到之后生命中的所有决定。母亲们总是故作轻松地告诉你，这是每个人的必经之路，恋爱结婚生子是所有人的必修课。上班是肯定要上班的，女人一定要接受良好的教育，然后出来找一份好工作，在岗位上做得出色，接受领导的培养，获得应有的提升，拿着较为满意的薪水，然后培养和自己一样优秀的下一代。

我们经常听到的一句谚语说："男主外，女主内。"中国的传统思维认为，中国女性应该在持家的同时，养育快乐健康的儿女，这样丈夫就能无拘无束地去工作，去参与事业社交，去关注更为重要的国家大事。但现代生活中，60%以上的中国城市女性都有自己的工作，我们国家的经济发展也要求身为人妻者不待在家中，因为她们还能对家庭的经济稳定作出贡献。除了在工作上投入时间之外，女性都还承担着繁重的家务劳动，因为约定俗成的观念如此。没有人在意这其中巨大的冲突，在不知不觉之中，原本只需要完成一份责任的女性们，就背上了双份的期待，这影响了多数女性的婚姻和职业规划。

时间流逝得如此之快，在工作上还没有开始取得一些肉眼可见的进步之时，我们就已经面临女性最佳育龄期即将结束的压力。直到真正轮到自己上场分娩之前，我一直认为只要身体健康，几岁怀孕并没有什么要紧。然而事实告诉我们，35岁以上的高龄产妇将非常艰难，你不会希望自己拖到那个时候去受额外的身心折磨。你一定不希望自己40岁时宝宝还在满地撒欢，你只能挺着疲惫的大脑袋，拔着偶然冒出来的白发，强撑着精神去应对他。

为什么医美机构都能如此吸金？主要的生意来源还是初老的女性们。当女人生了娃以后，对容颜的衰老就变得特别敏感。因为不可抗的身体消耗，没日没夜的熬时间陪娃，我们都生怕衰老体现在脸上。

其实心理也是矛盾的。一方面，有了孩子之后不那么关注自身的颜值了，毕竟全家人的关注点都在宝宝身上，也没有了寻觅伴侣的压力，只要维持自身现状即可。另一方面，闺蜜姐妹们之间还是有那么点虚荣心，生怕隔了几年再一起聚会的时候自己最显老，仿佛只有自己受到了岁月的摧残。

当我坐在医疗美容机构的大厅里，看到每个女人脸上都红扑扑的，手上都举着两个冰敷袋，好像一个能够拯救生命的药包。为了缓解刚刚被医美器械折磨过的肌肤，让发烫的脸冷却下来，用冰敷袋按在脸上是必要的。按了两三分钟以后我的手指就被冰得发抖，只能笨拙地换换姿势敷别的位置，想通过躺下让冰袋自己搭在脸上，不需要摧残手指去支撑。

在遭受美容针和冰敷袋的时间中，不禁会让你思考女性们怎么走上了这条花钱买罪受的道路。对于妈妈们，大概是出于自身年龄增长而害怕老去的恐惧，大概是担心丈夫因为自己容颜逝去而移情他人，大概是希望留存一个美好形象的自我陪伴孩子长大，大概是对自己为家庭牺牲的心理补偿。不论是什么样的出发点，看到同样在承受着美容代价痛苦的女性们，又不禁有了一丝肃然起敬。

我们对于女性的成功评判标准是如此多方面，所以真正拼搏的女性哪方面都不会放松。事业的成就、家庭的和睦、良好的经济、自身的美貌，都要面面俱到。

有人刚刚从校园生活中出来就早早步入婚姻，并快速生子，在24岁左右就完成了人生的重要转折。在事业起步的时期就需要考虑协调孩子的时间，在职业选择时只能考虑机动性较大、强度较小的岗位，可能对自己原有的知识基础和学历经验都屈就。也有人步入社会后忙于事业，专注于事业，不断加班以求获得更高的工作效益，在年龄逐渐增大，职位稳定后再结婚生子，考虑到风险和成功率，生完一胎之后很可能不会再考虑二胎。

对于大都市里的女性来说，何时是生孩子最好的年龄呢？这对每个人来说答案都有所不同。现代人的生活中，许多时候都是有计划地进行怀孕，并不是像我们父母辈那样一切都是顺其自然。在朋友中，有人认为用排卵试纸、验孕试纸是非常没有乐趣的事情，宁愿一切都是自然而然的发生，就算是一直没有受孕也不着急；也有人非常喜欢科学可控的方式，通过运用现有的技术手段来控制宝宝的出生月份，希望能够很好地配合自己的计划。但是有了现代科学方式的帮助，从避孕控制到受孕控制，都是在可控范围之内的，生育不会打乱父母的人生节奏。

正因为我们在现代社会有了如此丰富的选择权力，作出选择的难度反而加大了。早年生子的年轻妈妈们会认为自己过早地放弃了自己的事业而奉献了时间给宝宝，没有个人在社会成长的积累，自己的职业生涯还没开始就牺牲了。而晚些生子的妈妈们会认为自己如果可以早一些完成这项艰巨的任务将不会面临这么多生理挑战。然而宝宝们的降临，很多时候是一件很公平的事情。每一个健康的女人，都会在人生的某个阶段怀上一个小生命体。小生命体的选择是一视同仁的，无论你是富裕还是贫穷，你是青年还是中年，在你意外或是预期之中，他们就是这样简单地来了。人类母亲的力量就是如此，作为一个女性被赋予这样的使命，为小生命体提供生长的摇篮。不论母亲年龄多大，拥抱这样的使命和安排都是充满幸福感的。

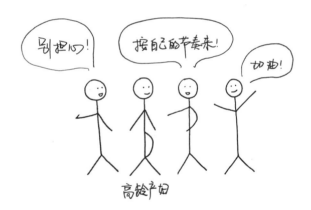

也许你本身没有打算要迎接一个宝宝，但是当宝宝降临的时候，不论你是处在人生哪一个阶段，事业是否有所成就，婚姻生活是否如你所愿，请相信这个小生命选择你是有原因的，为了他作出一些牺牲是有意义的。这会使得我们的生命就此延

续，使得我们的生命更有意义，使得我们的生命对世界有所贡献。而当你成为母亲中的一员，你会发现身边有这么多努力为了孩子创造更好生活的妈妈们，她们来自天南海北的城市，她们有着不同的社会背景，她们可能所处的婚姻状态都有所不同，但在怀孕生娃这一件事情上，你绝对不是一个人在战斗。

"母亲学"博士的研修开始！

当我们结束孕妇阶段的学习之后，就开始了"母亲学"的研读课程。课程的内容相当复杂，专业课特别多，包括小儿医理学、婴儿心理学、食物营养学，等等。每门学科都应该达标才能保证宝宝的日常健康。每一个新手妈妈在初期的时候，都会经历一段最需要成长的阶段。对宝宝的知识基本是从零开始的，而在最初的一个月需要急速成长，对宝宝的所有需求都要尽力满足，所有该做的不该做的事情都需要学习。本身刚刚出生的宝宝不停地吃奶就会让人休息时间极少，还要应付这么多的学习过程。我就曾经非常焦虑，认为自己没有办法在最短时间学习到所有母亲应该具备的知识。有一句话说起来容易，但要真正听进去并且做到是非常难的，那就是"虽然你现在并不懂，但你肯定可以搞定的，慢慢来，你什么都会懂的，一切都会好起来的"。

我曾经深深被自己的完美主义情结折磨。我希望我能尽力做到最好，认为以我平时对待学业和工作的方法就可以做好，而且我本身有着非常健康规律的锻炼，我相信我的身体也可以去承受生育的压力和育儿的工作量。然而有些时候并不是这么简单的，育儿这件事情上没有人能够做到完美。有可能你的肌体并不能像别人那样产出足够的乳汁，有些时候你的哺乳条件就是不好，也有可能你的身体扛不住极度缺乏睡眠的压力，你想要做到完美是基本没有可能的。而当我的完美主义情结开始作祟的时候，我就会陷入深深的自责之中，我认为自己做得非常糟糕，我没有办法给到我的宝宝最好的东西。然而过了这段时间以后你会深刻地意识到，这些情绪真的是没有必要的。在充满焦虑的情绪之中，甚至会让你忽略掉宝宝才是那个最重要的人，可爱的小婴儿们并不会因为你有什么做不到而怪罪你，你应该是慈爱、镇定自若的母亲，你应该是他们心灵的避风港，而不是一个不断自责陷入坏情绪的妈妈。

随着宝宝的成长，学习是一个持续性的过程。在最初的日子里，你会因为宝宝出生而欣喜不已，会因为和宝宝的交流而感到新奇，会因为睡眠不足而头疼不止，会因为荷尔蒙起伏而情绪不稳，会因为频繁地更换尿布而手忙脚乱，会因为各种建议的冲突而焦头烂额，会因为觉得自己做得不够好而控制不住泪水，会因为肿胀的乳房而半夜努力通乳，会因为百日宴要怎么做才能让朋友们满意而迷茫，然而随着时间的推移，你会逐渐掌握这些知识，变得游刃有余。

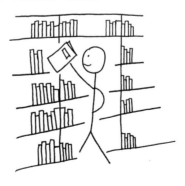

给自己打个"A"吧！

当你操劳了一天之后，面对着杯盘狼藉的餐桌，脏脏的宝宝衣物和口水巾，被尿布挤满了的垃圾桶，真会感觉到一种什么也没有做，一天就过去了的失落感。作为事业女性你更会有强烈的感受，因为你在工作中的付出和劳动是可以通过完成指标和项目来衡量的，但是在家带娃这件事上就没有。在带娃过程中没有"第一版草稿""阶段性成果""最终版汇报"这种衡量你工作进度的节点，更没有"成功完成项目"这种喜悦的庆祝时刻，只有日复一日、年复一年的消耗感陪伴着你。

育儿是一场持久战，除了用宝宝的月份和岁数来鼓励自己以外，真是找不到其他的时间节点了。"终于满月啦""终于百天啦""终于一岁啦"，有条件的父母还可以去拍照纪念庆祝一下，感谢自己这么多没有假期的日子里的辛苦付出。带宝宝也没有绩效考核，没有人会给你打个"A"说："啊，你做得真棒！你的育儿能力真强！"这时候只能和家人一起做自己的啦啦队了。你每天面对的所有杂事琐事，全年无休的育儿工作，只有你身边的家人知道。到某个时期之后，你会发现自己的生活内容有90%和你的伴侣是共享的，你们之间是同甘共苦生死与共的革命队友关系。我甚至连看到坐月子期间每日戴的先生送的头箍，都能感受到先生支撑自己度过那段日子的情谊。

我和先生在原本的生活和工作中都是非常规律且准时的人，所有事情都会预先进行时间和路程的规划，保证每次会议和聚餐都可以准时出现。我曾经坚定地以为，把娃的一切都处理好之后，仍然可以按照自己的时间表出席各种场合，事实证明我太天真了。我们无论带着娃去哪儿，都在出门前手忙脚乱，免不了迟到几分钟，这小家伙不知不觉成为我们晚点的挡箭牌。其实宝宝的成长本身就是育儿工作的最大成果。虽然我们觉得自己并不能做到完美，但是家中父母的照顾对宝宝而言，就是拥有了全世界。在宝宝眼里，父母所做的一切都是照顾他的，他能够由此感受到大人对他的爱。

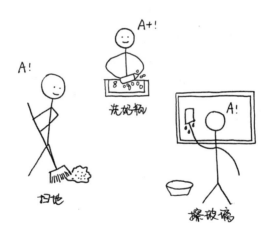

回归办公室，找回状态与节奏

当男同胞们听到女同胞们的产假有半年时间时，总是会发出羡慕的感叹声。"挥挥手就可以去休长假了，生完孩子能够休息这么久才回来！"仿佛职场妈妈们这半年可以躺平了在家度假。其实并不是这样的！

在和朋友们的聚会上，我告诉朋友们，宝宝半岁时我就会回公司上班。说来愧疚，其实当时我内心深处是迫不及待想返岗的。作为一个职场妈妈，我不知道全职妈妈们是怎么每天在家里忙碌的。没有工作的日子虽然轻松愉快，但脱离工作环境总有一种混沌而空虚的感觉。自从开始休产假，我的工资数额就大幅缩减。当你习惯于一个标准的薪水之后，每个月银行卡的进账变少会非常令人不安，会让你感觉自己无法维持原有的生活水准。就我个人而言，放弃工作就好像是把自己私人的学识和技能都埋葬了，你不再是一个设计师、企业员工、项目负责人，你所有的学识储备都没有什么用武之地了。你的社会身份只剩下母亲，你所能接触到的也只是围绕这样一个技能的其他妈妈们。说来不公，但从社会上来说，作为母亲真的不是一份职业，而只能说是一个身份、一个种类。没有人会用给宝宝教了多少词汇，让宝宝多学了多少才艺，或者让宝宝身体多么强壮来给你支付薪水，你的支出要纯粹依靠于你的伴侣，这总让人感觉自己对自己的命运失去了把控。大概无论什么时候，有个人收入都是非常重要的，对于每一个母亲都是如此。

对于职业女性，工作是有它特定的好处的。首先，能够有生活场景和内容的变化，对于自身来说，生活内容更丰富，同时也得到了一定的休息；其次，你能维持一个社会人的心理状态，至少有时间和成年人交谈一些有意义的事情，可以拥有不被打扰的完整时间做事。

曾经有一次我与一位初返职场的产后妈妈共同进餐时，我问她回到工作岗位的第一天感受如何。她说："还是很忐忑的，恍如隔世。这感觉与你拿到驾照之后，多年没有碰车，而第一天重新上路一样，熟悉又陌生。"

如何克服在产假过后回到工作职场的恐惧和不安心理呢？经过了半年的时间，我们一般感觉自己与工作的环境有一定程度的脱节。如果没有进行一定的心理准备和建设，直接回到工作的地方，可能会感受与以往有些不同。在长达半年的时间内没有接触自己工作的内容，多少会有一些生疏。与同事们的关系也要重新梳理，可能在这段时间内有熟悉的同事调离，或者有新的同事到来，职位可能进行了调整，每个人的分工也有了不同。所以我们就好像重新再次入职一样，虽然是熟悉的环境条件，但是又有了一些情感上的不同。

刚回到公司，大部分妈妈们没有一个非常明确的职业规划。因为在这半年的时间以来，你都陪伴在宝宝的身边，自己的全身心都是围绕着宝宝在运转，而回到工作岗位的你需要调频，把自己的一部分精力转移到工作上来，把我们每天时间当中的8个小时时间恢复到工作中。那么我们可以做一些什么让我们重新适应自己的工作环境，让自己更快地找回工作状态呢？

首先可以把你的办公桌进行一次彻底的整理，为自己腾出所有可用的空间，对曾经用处不大的东西进行舍弃。把自己的办公桌全面擦洗一遍，重新布置得干净整洁。把工作空间布置得井井有条，对自己形成一种正向的暗示，我是一个非常有条理的、工作严谨的人。

其次，对自己的工作内容尽快重新熟悉。在有空的时间内，把自己曾经做过的事件记录下来，曾经用过的书籍进行整理。让自己对曾经的工作内容有一个梳理，并且做好迎接新的工作内容的准备。

最后，积极地与同事们进行沟通，让他们告诉你在这段时间内公司的事务有什么大的变化，有什么需要注意的地方，让自己尽快掌握到缺失的信息。和新认识的同事们多交流，让他们对你的情况有一定的了解。积极地参与到新的工作当中去，有可能你还在哺乳期，仍然有非常多的时间需要给宝宝喂奶，但是在工作当中仍然要尽可能地去完成安排给自己的工作。合理预估好工作量和自己的工作强度，安排好时间，保证自己能够在合理的工作时间内，尽量高质量高效率地完成各项工作。

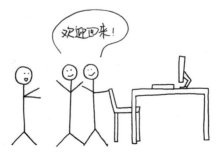

母亲，是一份全职工作

在生娃之前，我们都认为，孩子只是我们生活的一部分。而真正当了母亲以后，我们才真切地感受到当一个母亲是一份24小时的全职工作。这份工作贯穿你生活的每一天每一小时每一秒，除了你离开宝宝的短暂时间以外，其他时间你都是在岗状态。

对于是否全职当一个母亲，我相信每位母亲都是纠结的。出于财政原因很多母亲会选择继续回到公司工作，但也有人试图用更多的时间陪伴在孩子身边。例如尝试找保姆，或者做一些零散的自由职业活儿，看看是否可以兼职做一些工作并逐步过渡到上班。"在家办公"，听起来是人生理想的状态，但实际上绝大部分宝宝还是想要找妈妈，让妈妈尽可能多地陪伴自己。如果在家中工作，就很难避开这样的需求，妈妈的时间就被无限地碎片化，造成的困境就是既无法全身心照顾宝贝，也无法高质量地完成工作。

韩剧原著小说《82年生的金智英》中说到妈妈们的现状，认为妈妈们也有需要不断地赚钱补贴家用的压力。房价、物价、教育费……无尽的开销摆在她的面前。只要不是能领到巨额遗产，或者从事极少数的高收入行业，每个人都生活得苦不堪言。周围的女性朋友从孩子上学后重新回到工作岗位的，有些转行做自由职业，有些则当家教、补习班讲师，不然就是进入早教市场。更多人选择以打工为生，诸如当超市收银员、服务人员、饮水机管理员、电话客服等。在韩国，产后离职的女性有一半以上都会面临五年以上找不到新工作的窘境，又或是好不容易找到新工作，能够从事的行业与能享受到的待遇也明显不如产前。进入住宿、餐饮、零售业的人变多，薪资条件也不太理想。其实这样的困境，我们国内的女性也有类似的感受，在产后我们没有办法全身心地投入工作中，总会有一些时候需要考虑孩子的需求。

对于如何选择自己的生活方式，可以问自己三个问题：

经济方面，家里缺少我这一份经济来源，是否可以不影响生活质量，照常继续运转？

事业方面，工作暂停两三年，可能会影响到我将来的晋升和职级，这个事业上的代价我是否可以接受？

情感方面，宝贝生命最初的两三年，如果我错过了，比如错过他第一次叫"妈妈"，我会遗憾吗？

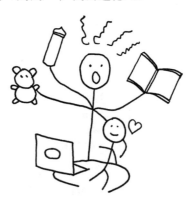

如果你选择了当一个全职妈妈，请一定要搞清楚自己的定位。家庭主妇和全职妈妈代表着不同的意义。家庭主妇是我们所有人的角色，但全职妈妈是一份长期的职业，和所有企业应该完成工作内容一样，也需要有自我发展。在这个职业当中，"工资"不是以金钱的方式结算，但是价值应该被认可。

在不断努力完善自我学习更科学的育儿知识的过程中，我们用新的知识武装自己，个人也得到了成长，成为更好的母亲，能够更加高效地胜任母亲这一份全职工作。孕期和生产完最初的迷茫和崩溃，都是跨行业切换的短暂适应期。每天抽时间读书、碎片化阅读育儿须知、寻求最好的育儿方式，自我总结而得出如何才能做得更好，抓住每次机会请教医生和护士，在逐渐变得得心应手从容不迫的时候，我们能明确地感受到当初自己的努力有了回报。

随着孩子逐渐长大，我们将会逐渐意识到，要教育一个优秀的孩子不仅仅是靠学习简单的技术可以完成的，而是要求我们自己成为榜样，引导他们在我们潜移默化中成长得更好。我们不是在学习如何教导孩子，而是在提升自己的思维、格局，以及心态。

抵抗负面情绪

我们在生活当中经常能够看到自己的母亲能够同时兼顾工作和生活。但对于某一些我们当中不幸的母亲们来说，过劳是妈妈们不得不面对的一个重大困难。如果说我们做好了心理准备，成功地提前预防它、克服它、掌握它，就会成为成功的母亲。但是如果妈妈们并没有做好准备，就很容易成为过劳的牺牲品，家庭当中的人也会因此而遭受不幸，一个不快乐的母亲更是会让自己的辛苦和心酸影响自己孩子的情绪。

很多的时候，过劳是由于妈妈们被生活压得喘不过气来，很少或者干脆没有时间和精力来照顾自己，不论是从自己的体力上、精神上、情绪上，还是心灵方面，都缺乏对自己的照顾。过劳的程度各有不同，如整宿照顾生病的孩子，到第二天也无人帮忙，如此日复一日地循环。妈妈们需要全方位的帮助，很多时候不仅仅是在于家务的分担，还需要心理上的支持，例如心理咨询，或是周边人的精神支持。

我还记得在我产后出院的一个月之中，社康医院的医生曾经来探访过我三次，每一次她都是带着产妇产后回访记录表来的。产妇的产后回访记录表，一般是由产妇所住地最近的社康中心负责派遣人员到产妇家中进行回访与记录。有对新生儿情况的记录，包括宝宝的出生体重、出生天数、喂养方式、精神状况、心肺功能、皮肤情况、眼睛分泌物，等等。还会有对宝宝的养育指导，包括发育指导、防病指导、预防伤害指导、口腔健康指导，等等。

除了对新生儿的记录之外，还有一页表格的内容是针对妈妈们的情况进行记录的。最主要的记录内容以生理恢复情况为主，包括分娩方式、分娩时间、产后天数、体温记录、血压情况、乳房情况、子宫复旧情况、伤口恢复情况，以及妈妈们需要哪一方面的指导。指导内容包括个人卫生、心理、营养、母乳喂养、新生儿护理与喂养等方面。

医生每一次都会单独谈话，询问我照顾自己的人是谁，是否感觉心理上有压力。如果感觉有压力的话，一定要在你的问卷表上如实反映，这是一种现代社会非常人性化的处理方式。对于所有的母亲们，在坐月子过程当中所经历的心理变化，都有一个完整而系统的调研，让平时感觉憋屈而无处可以倾诉的母亲们，能够有一种方式与外界的心理帮助获得联系。我们中国人的传统生活中非常少求助于心理医生，很多时候我们会希望能够通过自己与朋友家人们的交流，去解决心理上的困惑和难题。但实际上，对于在生产过程当中所遭遇的一切，恢复过程当中所遇到的困难，我们很难有朋友恰巧处于相同的人生阶段，或者是经历过相似的事情能够给予我们非常好的建议，这个时候寻求更为专业的心理服务是非常有必要的。

若是不想去寻求外界心理咨询帮助的话，一定要做好自己的生理和心理调节。在生理上首先要把自己的身体调整到一个比较好的状态，要增强自己的体力，不管做什么首先必须要休息好，保证夜间的睡眠，在前三个月里，尽量不要让家务和工作剥夺你的休息时间。玩手机的时间也要进行控制，不要用眼过度以免造成眼部疾病。长期睡眠不足将对身体带来破坏性的影响。你可以让家人朋友或是邻居对自己进行帮助，也可以请一个保姆，但是自己一定要保证多休息，并保证自己的液体摄入量，多喝促进乳汁生成的汤水。有些时候能尽量地多做一些放松动作，比如深呼吸、舒展身体、瑜伽动作。

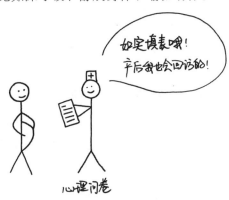

在饮食方面，要吃健康和自然的食物，包括新鲜的水果蔬菜与五谷杂粮。多喝白开水或者纯净水，促进身体新陈代谢。多吃碳水化合物，少吃加工食品、甜品、煎炸食品、辣味食品等。垃圾食品会让你已经状况不佳的身体进一步弱化，所以一定要保证自己的摄入是健康的。

在心理上也一定要以乐观积极的态度去面对育儿生活。当你感到疲惫不堪的时候，你的身体的状态会影响到你的情绪，情绪又反过来影响到身体，让你陷入恶性循环。因此照顾好自己，保持愉快的心情，是防止忧虑的最主要方法。远离那些会让你心情不好的新闻消息，例如战乱、病痛、社会乱象等的新闻。杂志上那些耸人听闻的图片和建议最主要的目的是吸引眼球，不是真正为了提供有意义的消息。如果推着婴儿车遇到过分热心的好心人给出你不想听的建议，请换个话题或者绕道而行。如果刷到网站上都是炫富的人们让你感到自己不够富有或者不自信时，就果断关闭这种网站吧。

一般来说，社会影响主要分为两种。一种是信息，一种是同伴压力。信息就是在舆论上，许多人都持有同一个观点，做同一件事情，如果你认同他们，你就会觉得他们的观点和做法也会适合自己，这是一个宏观环境对你的影响。例如社交网络上的田园女权主义者们，她们告诉女人们，自己的身体由自己决定，怀孕生子这样的事情对自己的身体是摧残，而假想的敌人就是那些鼓励你生子的人。你会不会去相信这些人的观点呢？

同伴压力就是你身边的人们，如果你在意他人的看法，你就会选择随大流，以避免别人对你的非议。人们的盲从习惯无处不在，在极端情况下是如《乌合之众》所言，我们会跟从他人失去自我的判断，而日常生活中我们也时时在面对同样的困境。例如你身边的朋友一个个都是特别完美主义的妈妈们，她们拼尽全力在产后坐月子期间就疯狂减肥，给自己排满健身计划和课程，让自己恢复到原有的体重。而你刚刚经历过剖腹产，身体需要更长的时间恢复，一定要保证足够的摄入。在这样的情况下应该做出个人选择，尽量以自己的身体恢复为重，以健康优先，而减肥的事情可以从长计议。

你所做的是否够好？ 与自己和解吧

　　在分娩前，大部分妈妈都会经历焦虑的时期，大概受到"筑巢本能"的驱使，我们总能干出一些平时不会干的事情，比如把房间所有的角落都要检查一遍，想把所有的墙都粉刷一遍之类的。在这种焦虑之下，我们做的决定并不一定是明智的。人一旦有了孩子，对美好生活总是有着盼头，生怕委屈了孩子，谁的心里没点慌张呢？只有极少数人能够实现财务自由，大部分人上有老下有小，里里外外都是开销，总觉得现实每天都在身后抽打着自己往前跑。但时间流逝得这么快，我们能够做的事情有限，总觉得不做点什么就来不及了。

　　作为一个新手妈妈，你总是怀着小小的焦虑。你可能在网上看到一个失败的例子就惊慌不已，也可能在书店里的孕期指导书堆中迷路，也可能有一些身体不适就担心宝宝是否出了问题，更担心自己有些生活习惯不符合标准要求而影响宝宝的发育。作为一个焦虑的母亲，有段时间我外出吃饭的时候都拿着手机，每上一道菜，就随时查询餐桌上的食材孕妇是否能吃。我告诉自己，孕期中再怎么小心谨慎都不过分。在孕早期中，我也曾遇到小小的身体症状，到医院详细地检查后，医生开药时用轻松的语气说，宝宝正健康地长大着呢，他很坚强的，不要担心啦!

　　大量地阅读育儿书,看攻略,上搜索网站可能对有些人有所帮助,但是对我来说这反而就是问题的来源。育儿书告诉你最标准的做法,你可能没有条件或者没有习惯去做到,难免自责自己的不完美。上搜索引擎就更可怕了,不同的说法会让你不知所措,时刻担心自己做的小事儿都可能引起巨大的不幸。还有许多的母婴文章,因为想要吸引更多的阅读量,使用一些耸人听闻的文章名,例如"八个月孕妈喝了牛奶之后失去了孩子,原来是这样的原因",简直是一看让人心惊胆战,吓得赶紧点进去看看怎么回事,以免发生在自己身上。

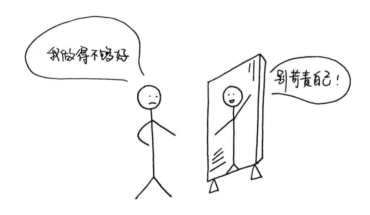

　　其实,在没有医嘱的情况下,自己吓唬自己是没有必要的。网上许多的消息需要我们自己判断和过滤,总有那样千分之一万分之一的例子让你惋惜,但不应该影响到你的心情。可能我们需要一两本百科全书的孕期指导,但并不需要时时刻刻读着书籍,并为自己还没有成为专家而沮丧。当身体出现不适的时候,及时地到医院进行检查和必要的治疗,专业医生的判断比自己担心有效得多。生活习惯的改变例如侧睡的方向，食物的冷热，有时候失眠担心睡眠不足等的生活细节，如果可以调整当然最好，但是没有做到也不要因此否定自己。宝宝是很坚强的！他一定会尽自己的努力健康成长！

碎片化时间的利用

如何利用碎片化的时间呢？因为当母亲之后，照顾宝宝的事务繁忙，往往间隔时间很短，没有办法去系统阅读一本书，或者完整地去完成一件事情。几分钟的时间很有可能只允许我们去简单地阅读一篇文章，或者是看一个短视频。有些时候我们甚至腾不开手，只能够听听音频。碎片化时间的利用方式有非常多，但是成为新手母亲的我们有一个特点，就是经常会没有办法去进行完整深入的思考，只能做一些比较不需要深度思考的工作。

举个例子，一分钟你可以做什么呢？一分钟可以背两个单词，可以做一个自我介绍，可以听书300个字，可以阅读一页书，可以浏览一篇文章的精髓，可以浏览一本书的目录等。碎片化的时间被定义为较短的时间单位，我们对于时间的重视程度就越高，每个时间单位产出的成果就越多。例如随手刷个微信，看看公众号，刷刷微博，可能就花了10~20分钟，时间不知不觉就过去了。但如果用来写文章，可能写200字以上不是问题。你会意识到，碎片化的时间很容易就在我们不知不觉中过去了，但如果加以运用你可以做出很不一样的事情，达成从未有过的效果。

例如有一个公众号大V曾经分享了他1个小时写出公号文的碎片化写作方法：1分钟灵感+5分钟构思+5分钟提纲+3分钟素材+30分钟高效写作+5分钟排版+5分钟配图+1分钟推送+1分钟回复评论。从这个写作方法里面我们可以看到，其实最主要的构思都是在短短的几分钟之中得出的。我们如果能够像这样把时间合理运用起来，也可以完成很多积累。

首先的一种选择就是去做一些机械性、重复性的工作，例如整理书架、整理橱柜，对自己的生活空间进行一个整理。或者是几分钟内就可以处理完的事情，例如手机银行的管理等这样的事件。还有很多事情是需要我们日复一日的积累来完成的，例如我们要复习一个专业证书考试的所有知识点，或者是完成一个拼图，或者是写日记这样的事情，但一般来说也可以利用碎片化时间进行。

还可以采取多任务并行的工作方式，例如在清洗宝宝餐具的时候播放录音，在整理宝宝玩具的时候听说书，在进行一些机械不需要大脑思考的工作时，随手记录一些有意思的知识点。

偶尔会有一些稍微整块的时间，例如宝宝睡眠小憩的时间，这段时间一般可以达到半个小时。半个小时的时间足够让你能够阅读完一本书籍当中的一章，并且得出一定的结论和思考。如果积极地利用每次的半小时时间，积累一周可能就读完了书的大部分。如果你在复习职业证书考试，可以一次性完成一套模拟试卷。

需要到公司工作的妈妈们，在前往工作的场所之后和宝宝形成物理空间上的隔离，那么受到的影响也会较小。如果还是仍然处在一个家的空间内，你可能会听到宝宝的声音，或者是担心照顾宝宝的保姆做得不够好，经常要亲自去检查完成情况。但是如果你是在工作环境当中，可以获得比较完整的一段长时间去做你需要做的事情，例如对一个产业进行系统的了解研究。所以如果你要进行一些更深度的工作，尽量安排完整的、远离宝贝的时间来进行。

利用碎片化时间关键的一点其实是我们对自己要做的事情进行整体的安排，什么是需要大段完整的时间做的，什么是可以利用零碎时间完成的。有宝宝并不意味着你就要放弃完成一些事情，你仍然可以自我完善、自我提升，去准备考试、去完成工作。哈佛管理学院曾提出18分钟轻松管理每一天的理念。每天在上班前花5分钟确定当日的工作重点，每小时花1分钟重新聚焦自己在做的事情，下班前花5分钟诚实回顾和反省自己，对一整天进行总结。通过每日不断地总结思考，"一日三省吾身"，会让我们对于时间保持高度的敏感，而不会浑浑噩噩度过每一天。

陪伴宝宝的每天，你所做的很多事情不能去定量测量，很多时候只是一个积累。例如宝宝今天没有学会新的技能，但是手指的运用比以前更灵活了，也许有一天他就能灵活地搭积木了。也许你会希望在除了育儿之外自己也能有所成长，那么就应该积极合理地把零碎时间也利用起来，积累点滴，滴水穿石，最终达成自己理想的状态。

还有很重要的一点，你要有毅力坚持这么做，有很多休闲和放松的事情在诱惑着我们，例如刷某音、某手，可能非常有趣，而这些APP又会推荐更多我们可能感兴趣的视频，使我们看了又想继续看下去，就很容易陷入无意义地浪费时间之中。

如果你还对生活有一些追求，对自己成长有一定期望，就要对休憩时间进行控制，更积极地把精力投入到时间的合理安排上。根据泰勒·考恩的《再见，平庸时代》，未来的社会将更注重个人自发的上进心，自制力强与不强的人群差距将逐渐拉大。如果能坚持让自己有所进步，在每一天的生活中把时间运用得更有意义，就能充分激发自己的潜力，让自己随着岁月的流逝能有脱胎换骨的成长。

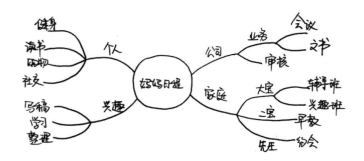

灵长类动物的我们

有时候我觉得，用动物的习性来研究准妈妈是一个有趣的切入点。有时瘫在床上艰难地爬起来的时候，你能看到自己长长的双手和双脚，以及西瓜一样大的肚皮。这个体态动物界有什么动物是最相似的呢？思考后我得出的结论是——青蛙。只有青蛙能有与孕妈匹敌的大白肚皮，还随着呼吸起起伏伏，连节奏都是一模一样的。可惜我们孕期没有青蛙一样的弹跳能力，只能缓慢地顶着肚子行走。

孕期的嗅觉和味觉可以灵敏到令人发指的程度，在这一点上大概和狗狗有点像。从怀孕的那一天起，我的舌头的品鉴能力就提升了几个层级，大概可以媲美五星级酒店大厨或者是顶级美食评论家了。只要稍微一尝，就能清楚地知道是用了什么油炒的，用了多少花椒胡椒，撒了多少鸡精。另外，鼻子也是异常的敏感，一打开冰箱我就能被储存物的一丁点味道熏得极为难受，非要把气味浓郁的菜扔了才舒坦。厨房炒菜的时候尽管开着抽油烟机，关着厨房门，可我隔着门都能被熏得够呛。相信有谁偷偷吃了什么东西，我闻一闻都能猜出个大概。

而到了夜晚的时候，可能就变成猫头鹰了，直到大半夜也睡不着，或睡着了还时不时惊醒。比如到了凌晨一两点，宝宝还在肚子里翻江倒海的时候，你会躺在床上干瞪着眼，等他玩累了睡着才能自己入睡。我的方法是在宝宝太high的时候就转个身，他很有可能就被我晃晕睡着了。起夜是必须的，只是次数多少的问题，有些人一两次，有些人起个四五次都不奇怪，不知不觉就形成了昼伏夜出的习性。等到哺乳期的时候，就祈祷能有个天使宝宝能让人少起几次吧。

然而我们终究都是灵长类动物，相比于其他类型的动物来说，有着特别长的童年期。而且在我们人类出生的时候，比任何其他灵长类的动物又更加脆弱，连抓握都很难完成，需要大人抱着。在接下来的哺乳期，父母和子女之间会有比其他任何动物都更深厚的联结。在幼年时父母的行为有些时候会影响子女一生的性格。

育儿过程中我们总是会纠结于取得一种平衡，我们不想让宝宝太早去尝试一些东西，可能会拔苗助长，或者对他的身体发育不利，例如坐起和站立太早会影响他的脊椎发育；同时我们又希望按照现代育儿观念那样，通过帮助宝宝学习翻身让他更早地获得活动技能。有些时候我们担心给宝宝穿太多衣服了他会有热疹，而另一些时候我们又会担心宝宝流鼻涕或者咳嗽几声是因为穿得太少。宝宝的成长当中我们时常需要做各种选择和权衡，以便为宝宝选择合适的成长方式。

在《何以为家》这部电影中，落后地区的国家由于社会养育保障系统的缺失，许多孩子们在幼年时期就早早步入社会，五六岁就开始在街头叫卖果汁，在超市干苦力活，喂鸡煮饭洗衣服，女孩十岁出头就要被"许配"到富人家里以换取钱财和资源。他们早早就进入了社会系统，通过周边人的影响而不断学习行为方式，进而摸索自己的生存方式。在中国，我们有一句俗语叫作"穷人家的孩子早当家"，亦带着一丝看透和怜悯的感慨。

而在工业化的现代社会中，似乎我们非常排斥这样的行为，这种对于幼年时期的摧残是现代摩登社会很少有的，学者、媒体、记者都会通过实地调研、拍摄和记录的方式来体现自己的人道主义精神。我们认为这种行为是反儿童的。无忧无虑的童年是我们努力创造的，照顾孩子、培养孩子是母亲天生的责任，甚至可以说一生的成就都取决于是否在幼年时期得到父母较好的引导。父母不仅仅要为了孩子幼年时期的幸福安康负责，还要为他一生的巨大成就负责。

在这样的社会舆论环境下，作为一个母亲的压力远大于灵长类动物。我们走向越来越现代化的过程中，是否给了自己太多不必要的责任？在平时的舆论中，我们讨论到的"妈宝男"，是否就是男孩在成长过程中受到了母亲过多的保护和包办，以至于失去了自身的判断和决断力的体现呢？如果是，他们的性格是否就是母亲对他们的成长责任感太强，以至于溺爱子女而形成的呢？我们对于孩子的义务责任和呵护，是否使得他们没法得到大自然的历练，缺乏真正的自我，性格变得越来越像家养动物呢？

这种圈养式的教育方式固然有其缺陷，但是很多父母都会争论道，如果不做到尽心尽力，怎么能够保证孩子赢在起跑线上，未来能出类拔萃呢？难道自己不应该贡献自己的一切为了下一代生活得更好吗？在你的经济实力范围之内的所有培训班，不应该让孩子多去尝试和了解自己的特长所在，更好地开发自己的潜力吗？

其实放养式的快乐教育和圈养式的教育培训都有各自的受众群。在动物世界里，有许许多多一出生就开始自己生存的动物，它们早早就脱离了亲生父母的保护，在整个部落中寻求生存，例如鱼类、牛群、企鹅等。在成年之后，甚至有母女争夺地盘的动物，例如鬣狗。按照我们人类的惯性思维来讲，这样的动物是低智的、不具备参考价值的。而母子关系非常深厚融洽的，例如人类的近亲黑猩猩，它们的情感与我们是能够形成共鸣的，强调家庭观念的强大是所有社会的主流价值观最为认同的。

如果是你，应该提前认真思考如何选择适合自己的教育方式，这将很大程度地影响孩子未来的发展走向。

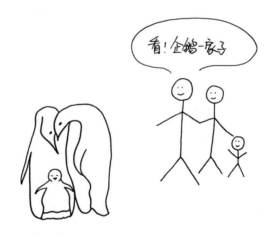

美国、日本、韩国电影中的女人生存状况

美国电影《塔利》作为一部喜剧电影，其内核却是非常悲伤的。一切的根源都在于生育，而这样的困局是没有出路也没有退路的，以至于这个电影的结局显得非常的无力。家庭生活的真相，是繁杂的、琐碎的，甜蜜与窒息交替上演。三个孩子的琐事足以压垮一个主妇，走形的身材、流失的自信、无所成就的彷徨、无人理解和倾诉的惶惑，而生活不允许有喘息的机会。丈夫就是一个美国社会中再普通不过的中年男人，他每日忙于赚钱养家，回家有时候打打游戏放松一下，本不为过。他也理解妻子的困境，会尽力帮助，但他的时间也是有限的。全靠保姆负责的家庭在对比之下显得流于表面、矫揉造作，毕竟不是大多数人的真实生活。真正的居家主妇生活，很多时候只是将生命投入到琐碎的生活中去。女主在生活中每日聊天交流的女孩，其实是曾经的她自己的幻影，那个活泼、明媚、相信生活有无限可能的自己。而最后的最后发现那样的自己早已不存在，生活中还是只有孩子们和为他们成长付出一切的自己。

美国电影《伯纳黛特你去哪儿》中的女主，本是一个天才女建筑师，自从步入婚姻后沉寂20年没有出任何作品，而且失眠、焦虑、抑郁、愤世嫉俗、社交恐惧、抱怨生活。才华横溢

的女性埋没在婚姻中，为了成为优秀的妻子、母亲而逐渐失去了自我，女性的普遍困惑大概在此了。而当她只有育儿的成就感可以作为聊资之后，老友的忠告才终于敲醒了她：你需要去创造，才会有生命力。这是讲给许多曾放弃自己事业和理想的人们的一个故事。自从作为母亲的那一刻起就要放弃自己的职业和人生对于许多人来说并不合适，只有那些能够把照顾好家庭、把屋子收拾好、把饭做好、把孩子养好当作是自己最大的幸福快乐的人，才是真正适合当家庭主妇的。在做这样的决定之前，我相信每一个女人都需要对自己有一个完整的认知。我们的精神内核究竟是什么样的，我们的生活方式应该怎么样，我们如何才能感受到快乐，这都是非常个人的选择。只有你选择了适合自己的模式，才能够以更好的状态去应对生活。

《82年出生的金智英》作为韩国的现象级电影，引起了全亚洲女性的共鸣。女主是一个普通的城市女性，父亲有轻微的重男轻女思想，妈妈勤劳能干，姐姐是女权主义者，弟弟也挺听话。碰到一个好丈夫就结婚生子，婆家没有逼迫自己生育男孩，没有和公婆住在一起，丈夫也没有孕期出轨，没有家暴，也能分担育儿任务，让自己出去上班。而这样的她，仍然感受到了重男轻女、产后抑郁等的压力。女主可以说是韩国社会中比较幸运的女性了，她已经避开了太多的不幸。如果有任何一个身边人的条件改变，例如弟弟刁蛮或赌博，或者丈夫出轨，是否她的生活会更加糟糕？对于我们普通人来说，现实比电影更残酷。

要说中国最现实的女人现状剧集，大概就是《荼蘼》了。这部剧讲的是女人对于生活的选择分为两种可能性，从一个选择题延伸出来两种不同选择的平行世界，而其中一种就是作为家庭主妇。台词中说道："很快我就会变成那种无法跟你沟通的人，然后每天打电话问你，几点到家，伸手跟你要生活费……"选择事业的选项A和选择家庭的选项B，生活的对比越来越大。在选项A事业蒸蒸日上的对比之下，选项B家庭主妇的生活显得不仅暗淡无光，还没有任何尊严可言。因为柴米油盐和丈夫精打细算，也抵不过家中老人病倒后飞速的花销，照顾全家老小的重担只落在一个人身上，女主在为他人牺牲的过程当中失去了自我。我们可能认为太过危言耸听，但其实绝大部分家庭的女人大概过得比家庭主妇更辛苦，因为还要维护职场的工作而获得可观的收入。到底是不能有一个小家庭比较遗憾，还是不能实现个人价值比较遗憾，这是每个女人生命中的终极选择题。

《婚姻故事》里面，女主人公说"我变得越来越渺小，我意识到我从来没为自己活过，而我只是让他越来越有活力"，道尽了一个女人对家庭的牺牲和成全。电影中女律师的经典台词中说道，"人们指责父亲沉默、缺席、不可靠和自私。人们接受男人们的犯错，但人们绝不会接受母亲有同样的行为。无论从生理还是精神上，我们都不接受。所以作为女人，你必须完美，而男人是个混蛋也不要紧。人们永远会用不同且更高的标准来要求你"。在越来越多的文艺作品中我们可以看到，在社会现有权利结构下，女性意识在觉醒，而男性的不自知与对女性觉醒的不适应都会让婚姻生活中的两人产生冲突，这两者带来不可调和的冲突。在爱情当中，我们互相敬仰、互相爱慕，看到对方身上闪着光。在婚姻中，我们逐渐妥协，磨平了棱角。当一方开始更多地迁就另一方，而另一方没有察觉和调整，反而把对方的付出当作理所当然的时候，裂痕就会逐渐产生。而孩子的到来会让每一对夫妻的冲突更加难以解决。例如在育儿生活中，一般来说母亲总是先发现问题的那个人，而且在家照顾孩子时间更多的人对孩子倾注情感更多。母亲总会说非常多的担心孩子的话，而父亲会觉得并不要紧，不需要重视；而父亲的疏远和不在乎，就会引起母亲担心的加剧。当焦虑得不到对方的回应时，就会加深两人的隔阂，使得关系更加疏远。而生活中每一次情绪的交流和反馈都会叠加，如果长期没有得到相应的回应，两人就会更难以信任彼此，一切就会朝着更糟的方向发展。

文艺作品中反映的只是生活的一面，主要是那些破碎的、失败的、需要我们去改进的。《妈妈的意义：孩子如何改变你的一生》中提道，回顾你自己的家庭历史，你的母亲经历的一切都是那么顺利，包括怀孕、分娩以及接下来所有的一切事情都是完美的，也没有二次意外怀孕的困境。你的童年很平静，没有任何意外发生，一切都很顺利。当你自己怀孕生第一个孩子的时候，你又再次经历一遍这种完美无瑕的过程。从你决定生孩子，到孩子出生的头两年，你人生中完全没有任何额外的压力。你母亲健在，父亲也没有酗酒，你没有失业，没有离异，身体健康，等等。即便你是一个单亲母亲，你也拥有足够的情感和经济支持。这样一个超级幸运的人可能是不存在的，或者至少我还没遇到过，或许我还没有遇到所有人。而且，就算如此幸运，也还是会感到压力，因为哪怕是在最完美的环境中，养育孩子本身就是一件极具压力的事情，尤其是对那些所有事情都要承担的母亲来说，更是如此。

　　大多数人其实不会这么幸运。我们父母生养我们的经历并不是一帆风顺的，我们的童年也不完美，我们自身也会经受创伤性的压力，小的压力会不断地叠加。我们只有努力向前，去面对这样的境地。压力永远无处不在，焦虑也会一直陪伴着我们育儿的每一步。

　　我们都有选择的机会，可能你发现自己朝家庭主妇的方向走得太远，例如全天在家陪伴孩子养成了社交恐惧，或者是朝另一个方向太用力，比如回归工作之后发现自己还是更喜欢待在家里陪伴孩子成长。但无论如何，你会在探索的过程中发现真正适合自己的育儿生活方式。只有勇于面对生活的真相，才能知道自己真正适合做的事情，并且与家人获得共识，积极地沟通和互助，育儿生活才会更简单轻松一些。

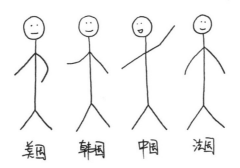

女性的人生

美国　　韩国　　中国　　法国

中国女权与世界其他国家的不同

近几年以来，欧美的女性运动不断。从2018年新兴女权运动的斗争开始，在2019年1月19日进行妇女大游行，到美国的#MeToo运动，揭露了性暴力在女性生活中是多么普遍，也显示了女性们能够对保护施暴者的制度进行反击。普通美国女性都加入到"为了99%的女权主义"活动中，要求翻转以牟利为优先考虑的制度，改为投资于全民儿童照护和全民医疗保障、可负担房屋以及获全面资助的公共教育系统。愈演愈烈的维权活动中，有越来越多的女性发声表示自己在职场等地方受到不公平对待，她们渴望在社会中全方位地对女性权益和地位进行改善。

那么反观中国，女性是否有受到压迫呢？其实这是一个非常有趣的问题。根据林语堂先生的《吾国与吾民》中的看法，其实女性在中国从来没有受到过压迫，她们反而有时候处于家庭权力的中心。"婚姻为女子在中国惟一不可动摇的权利，而由于享受这种权利的机会，她们用妻子或母亲的身份，作为掌握权力的最优越的武器。所谓'被压迫女性'这一个名词，决不能适用于中国的母亲身份。"他还举了慈禧太后、红楼梦中贾母和凤姐的例子来讲解中国女性在家中治理者的身份。他认为，"慈禧太后"存在于政治家及普通平民的家庭中，家庭是她们的"皇座"，据之以发号施令，或替她儿孙判决种种事务。掌控了家庭事务的分配，很多时候也就间接影响了财产、资源、人脉的分配，我们可以看到很多中国女性在家族中是具有这样的分配权力的。他还谈到说，"任何一个国家中，女人的幸福，非依赖乎她们所可能享受的社交机会之众多，却有赖乎跟她们终身作伴的男人的品质"。也就是说，其实女性是否会受到压迫，是否在日常生活中会遭到不幸，很大程度上是取决于社会中的男子。如果男子都尊重女性，处处为女性着想，珍视她们为家庭的付出，社会上对于女性还是较为公平正义的。在现代文明社会，中国的男人们虽然有一些仍有大男子主义的倾向，但本质上由于大量优秀女性的存在，还是对女性较为平等对待的。

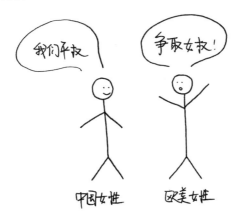

中国的历史源远流长，家庭的结构构成稳定，在漫长的历史岁月中我们已经形成了民族女性性格，女性在家中的地位和情况根据家庭因人而异，但整体上家庭结构中操持大局的是女

性。"男主外女主内"的惯性思想，其实也是间接肯定了在家庭事务上女性稳固的发言权。我们和欧美人群的历史渊源本就不同，并没有必要看到她们的一些思潮就盲目跟风。其实现代中国社会语境下最多谈论的女权，大多都是披着女权的外表而鼓吹消费主义，本质还是出于商业用途考虑，并非真正讨论女性在社会上的权力。

那些影视作品告诉我们的女性生活

大热的日剧《坡道上的家》里面，主要讲述了日本全职妈妈的不容易，每天面对宝宝时无人相助的孤独和无奈，社会对于母亲的高要求，与丈夫及父母辈相处的不易，等等。此片被誉为晚婚晚育宣传教育片。美国警示录剧集《使女的故事》更是以极端的社会形式告诉人们，在一个男权社会中母亲的不易和妇女权益争取的必要性。韩国讽刺精英教育的《天空之城》告诉我们，每个母亲在竞争日益激烈的今日，为了让子女能够出人头地不惜游走于法律边缘，与竞争对手的家庭勾心斗角。

这些文艺作品都告诉我们，作为女性和母亲，应该在养育子女的同时要有更为强大的内心与世间不平等作斗争。作为一个母亲，有太多需要争取的权利，争取这些社会权利是女性一生的事业。女性们为了同样的目的而聚集在一起，集体的反抗力量是非常强大的。

作为孕妈，你要用平和的心态去看待这样的斗争，而不是去代入其中的角色。文学和影视作品都是带有非常主观和强烈表达形式的，是现实生活的延伸，但不能代表一切都是真实的。也许我们并不都是幸运的，有人会遇上漠不关心、不分担任何育儿责任的孩子爸，有人会遇上要求苛刻的长辈们，有人会遇上工作上不理解孕妇辛苦的上司，有人会遇上并不友善的幼儿园母亲团体。这一切的困难都会令人灰心丧气，而每个母亲都应该积极寻求他人的帮助，与他人交流合作达成更好的相处方式。要相信在不远的未来，社会环境会不断进步，各方各界的人士都在努力创造更好的社会环境，让每个人都可以生活得更加幸福。

真正的依靠，有时候存在于女性之间。母亲们可能会在许多时候做出了巨大的牺牲，但就算在现代社会，合作养育和社会照顾这样最原始的生活方式仍然有它的发挥空间。母亲之间最大的支持有时候不是获取资源和异性配偶，而是女性之间在对于苦痛的相互交流之中，建立起来了依赖和情感支持，这种支援网超越了贫穷和富有，超越了不同的背景，超越了所有的隔阂，建立起了一个温情网络。除了相信社会可以创造一个好的环境之外，母亲之间的交流和支持是非常宝贵的。对于一些弱小无助的母亲们，影响甚至可能大到改变命运。你也应该相信女性的力量，就算曾经可能无关甚至敌对，但在某些问题上，人性会让你们站在同一条战线上。

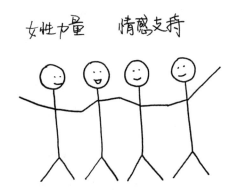

《生门》中的中国妈妈众生相

有一部广为流传的国产纪录片《生门》，讲的就是产科的故事。故事集中在武汉大学中南医院妇产科，它用生猛的镜头语言，直面生命诞生的现场，透过无数孕妇生产，展现生死交替的震撼和迎接生命降临的喜悦。每个家庭中新生命的到来，都折射出一个个家庭的生活。无论是城市还是农村，个人、家庭、社会都或多或少地参与其中，有许多复杂纠结的情感，生活不易的背后是普罗大众的人情冷暖。

每个故事都有各自的艰辛，而你能看到的是医生和护士在为每一个生命而奋斗。但他们并不能够左右的，是每一个家庭成员的思想和态度。每个人看同样的事件记录，会得出不一样的结论。你可能看到的是母亲对孩子生命的坚守，也可能看到的是家庭压力之下母亲不顾生育质量而必须生育的无奈，也可能看到的是面对巨额医疗费用，母亲不得不放弃新生命的绝望，这正是我们社会的众生相。

影片所展示出的母亲们的生活现状，让我们发现现代社会中还有那么多的母亲，迫于"重男轻女""延续香火"等封建思想的压力，顶着自己已经不再适宜生育的身体拼命再生育。城市中可能已经不再以重男轻女思想为主，但还有许多农村人口仍然还是相信男性的生产力对家庭的支撑。因此就算已经生育了两个女儿，也还要拼命去生一个儿子。这样的准妈妈们，她们是冒着生命危险去完成家族的要求的。

在医院里，我们还经常会看到的情景是母亲一个人待产，或者身边只有家人。父亲们都在哪儿？他们有的在外地，有的忙于工作。是什么让他们在这么重要的时刻缺席？生孩子并不是女性单方面的事儿，此刻的缺席，只不过是未来生活的一个缩影，父亲们在未来还会有更多的参与吗？

纪录片最主要的目的，是用冷静的镜头，去记录社会现象，让人感悟到其中的社会问题。影片中贯穿的是母亲们拼了命也要为了孩子而努力的母爱，但我们不应该企图以母爱来掩盖医疗体系、社保制度的缺陷，更不应该以母爱来为愚昧的普世价值观打掩护，这是亵渎。我们应该看到的，是社会上所有母亲们面临着的困境。可能我们正在深受其害，可能我们只是看到了这样的情境，但我们都应该对社会的积极变革做出自己的努力。至少，对你身边所有的准妈妈和母亲们好一些吧！

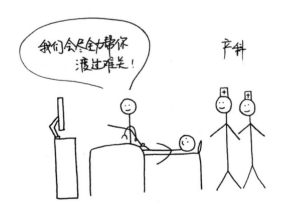

去创造价值吧！

许多奢侈品牌的营销写手会告诉我们，有些东西不仅仅是奢侈品，更是一个社交圈层的入场券、品质生活的精神支柱、人生优越感的基本要素。然而把消费上升到这种层级，是对女性的蒙蔽。女人购物的最初出发点是在于对家庭生活必需品的购买职责，而不是为了攀比和身份彰显。女人购买消费品，和男人爱打游戏并没有太大区别，都是对时间和资源的消耗而已，只是在消费他人创造的商品，这件事情本身没有褒贬含义，它只是日常生活中的一个消费行为。人人有钱都会消费，消费这件事情本身并没有什么值得骄傲或者值得尊敬的意义。

消费本身是不创造价值的，那什么是真正创造价值的呢？是去创造商品，创造事业，创造思想，创造别人从未创造过的东西。受人尊敬的不是你消费了什么商品，而是你创造了什么。例如一个大学教授，他创造的是独特领域的思想和论点，他通过自己的研究对知识库进行了扩充，他做出了创造和贡献，这才是值得尊敬的地方。

现代女性在网络上看到的风气，往往所谓的"人生赢家"是这样子的：全球旅行，奢侈品当日用品，品酒品茶，高雅兴趣，游泳瑜伽，家世显赫。仿佛窥见了富人生活的一角，就希望能够效仿他们，融入到他们的世界去，在他们的社交中分一杯羹，这就是典型的东施效颦。对富人创造商品和财富的过程没有认识，只看到了他们享受生活的消费主义的一面。

古代王公贵族锦衣玉食的奢靡生活，在现代的语汇当中都有了委婉而美妙的包装。例如贪图享受，现在称之为环游世界，开阔眼界；例如娇生惯养，现在称之为优雅格调，品位独特；例如骄奢淫逸，现在称之为见过世面，自我投资。太多的网络文章告诉我们，消费也是自我投资，铺张浪费彰显了品位，而虚荣的伪装叫作体现自我价值。鼓吹消费主义的人，其实也就是在做营销，让人养成为美好幻象买单的习惯。

那么作为女性，如何去甄别真正自己需要的东西，和只是别人想要让你买单的东西呢？如果你希望自己对商业有所了解，从被洗脑买单的一方走到创造商品让人买单的一方，你应该去了解人们是如何被吸引的，是为什么如此喜欢这一款商品，是什么样的商业运作方式让人对这款商品如此着迷。是韩剧里面你喜爱的人物用它让你想要模仿？还是以两性交往中，吸引男人必备品的说法？还是天猫、公众号、微博力推而造成的影响力？如果你从被营销的一方，学会了如何营销他人，就能够摆脱消费主义的陷阱，而去创造属于自己的商业模式。

如果你希望自己在日常生活中不被人洗脑去购买实际并不需要的东西，最主要的还是去理解自己行为背后的动机。消费主义会努力鼓吹女性主义、你值得购买、你买了就可以提升阶层之类的思想，让你感觉自己消费得合情合理，但他们其实是精准地瞄准了你的弱点。你是在为自己的虚荣买单？还是为了伪装出比现在的自己更加有钱的形象？还是仅仅觉得平时生活太辛苦了，消费就可以解决问题了呢？

当你的钱包不仅仅负担着自己的消费，还有你下一代的一切消费时，你如何花钱就会影响到全家人的生活。你的孩子又是否需要奢侈的用品来装点自己的身份呢？你会教给他什么样的价值观和消费观呢？他将来会成为一个创造价值还是消费人生的人呢？这一切都需要我们在日常生活中不断完善自我，提醒自我，并潜移默化地影响孩子。只有自己控制了自己的决定和人生，才能作为孩子的榜样，让他们成为更优秀的人。

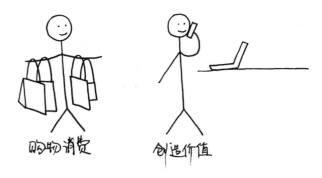

后记

这本书是我从孕期开始直到孩子出生的一年的时间内写成的。

最初的主要目的，是想为自己的怀孕感受做一个记录，也可以记录宝宝刚出生时日常的点点滴滴，对这个人生中特别的时间段有一个总结。但随着时间的推移，我发现怀孕生子对于许多女性来讲都是一个脱胎换骨的过程。因为一个孩子的来临，我们的家庭都面临着巨大的改变，无论是从物质空间上还是精神领域上，我们都要试着去安排新的居住空间，也要去处理全新的家庭结构关系。每一个家庭中的女性，都怀着这样的使命。我希望这本书所提供的不仅仅是建议和方案，更多的是希望让你知道你有这样选择的权利和能力。

成为母亲是绝大多数女人都会有的共同经历，我们在这段旅程开始前就要在心理上、生理上都做好准备，教育孩子的过程中也想尽自己的力量为孩子创造最好的教育环境和条件。我希望能够写一本闺蜜式的书，让能够读到这本书的人了解到，在这条漫漫育儿路上，我们有这么多相似的经历和感受。我们在成为母亲的过程中得到了这些收获，我们也会在未来的生活中做得更好。

女人转变成为母亲意味着什么？成为母亲，并不代表着你要放弃你原有的一切。生命中，还有许多想做而未做的事情，还有许多值得去追寻的理想，还有许多你可以为全世界做出的创造。现代忙碌的生活中育儿确实是不容易的，但请不要放弃自己的生命价值，不要放弃自己的梦想。当你身在漫长的黑暗隧道中，你能看到的只是短暂的一段，在隧道的尽头还有更多精彩的风景等待你去追寻，不要在黎明前放弃了自己的追求。

女性的人生，确实有其不易。生儿育女是一道坎，跨过去就是一个新的旅程。同时，它又是一扇窗，打开了新世界的视角。对于我们女人而言，孩子会占据我们人生的绝大部分时光。我希望你能够和我一起，在艰难的育儿岁月中，也不忘记让自己的生命闪闪发光。